症例写真で実証！
老けて丸まった背中・首・腰は背骨の専門外来式1分体操でここまで正せる！
人体の回復力には脊椎外科医の私も驚くばかりです！

年々、丸まる背中、腰、そして首……。

鏡や写真にうつるご自身の「姿勢」を目にするたび、老け込んで見える姿に気づいて、がく然としている人が多いかもしれません。

ごく最近まで、こうした「姿勢のくずれ」や「背骨のゆがみ」は、「加齢に伴う老化現象だからしかたがない」と考えられ、特別な医療的介入はあまり熱心に行われてきませんでした。痛みやしびれがなければ、「年のせい」と放置されることが多かったのです。我慢できないほど痛みやしびれが強ければ、背骨をネジで固定して矯正する大がかりな手術が行われるのが一般的でした。

しかし、人生100年時代を迎え、姿勢のくずれや背骨のゆがみは放置すべき問題では

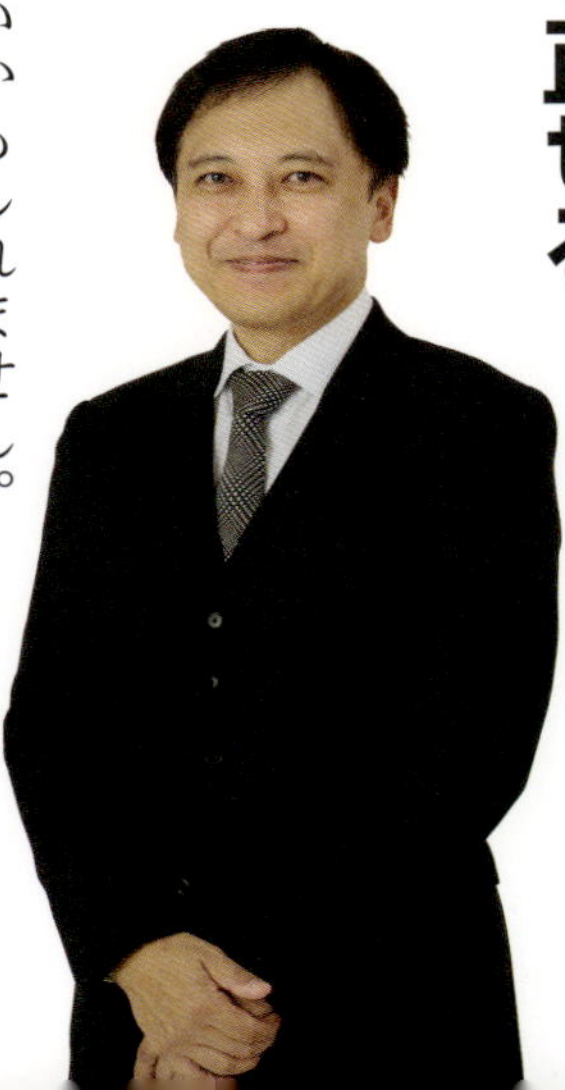

ないこと、早い時期から医療的介入を行うべきであること、特に**「運動療法」によるリハビリ（機能回復訓練）やトレーニングの有効性**がスポーツ医学の分野で注目されるようになったことから、整形外科医の間でもその考え方が大きく変わってきました。

私が勤務していた米国のハーバード大学附属マサチューセッツ総合病院では、世界に先駆けてスポーツ医学センターが設置され、背骨をターゲットとする運動療法が盛んに行われて大きな成果を上げていたことから、私も運動療法による背骨の矯正効果にはかねてより注目し研究を重ねてきました。

人間の背骨は、どうやら、ほかの動物と同様に、丸まって縮こまるようにできているようです。

骨は自力では動けないので、**「おなか側の筋肉の縮み」**によって引っぱられることで、背骨は丸まってきます。若いころはおなかの筋肉の縮みに対抗して**背骨を引き起こす背中側の筋肉**が働くおかげで背骨の直立を保てていたのですが、重い頭を支えながら前かがみの姿勢や作業を長年にわたって続けているうちに支えきれなくなり、背骨が丸まってくるものと考えられます。

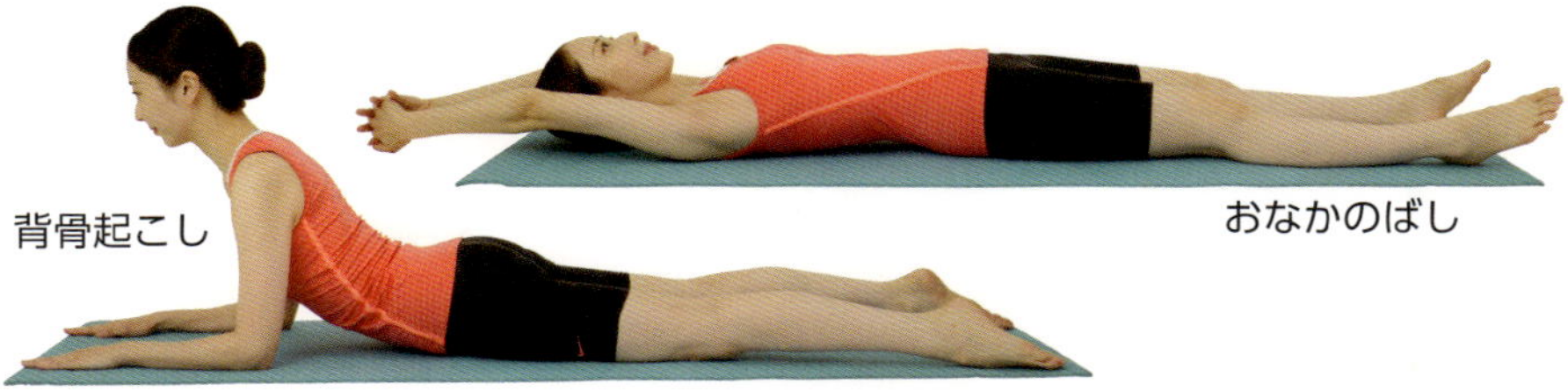

背骨起こし

おなかのばし

それなら、**背骨の正し方**は1つしかありません。
筋肉の力で、丸まった背骨を伸ばせばいいのです。
そのためのポイントは2つ。そうです。
「おなかのばし」と**「背骨起こし」**です。

本書では、その効果とやり方について、
くわしく解説していきます。
次ページから続く症例写真を見ていただければわかるように、
人間の体には私たちも驚くような**「回復力」が秘められています。**
決してあきらめてはいけません。
一人でも多くの人が運動療法による回復力を実感され、
痛みやしびれのない若々しくて美しい姿勢を取り戻し、
人生100年時代を元気に、そして
活動的に謳歌できる……。
本書がその一助を担えればうれしく思います。
ぜひお役立てください。

石井　賢

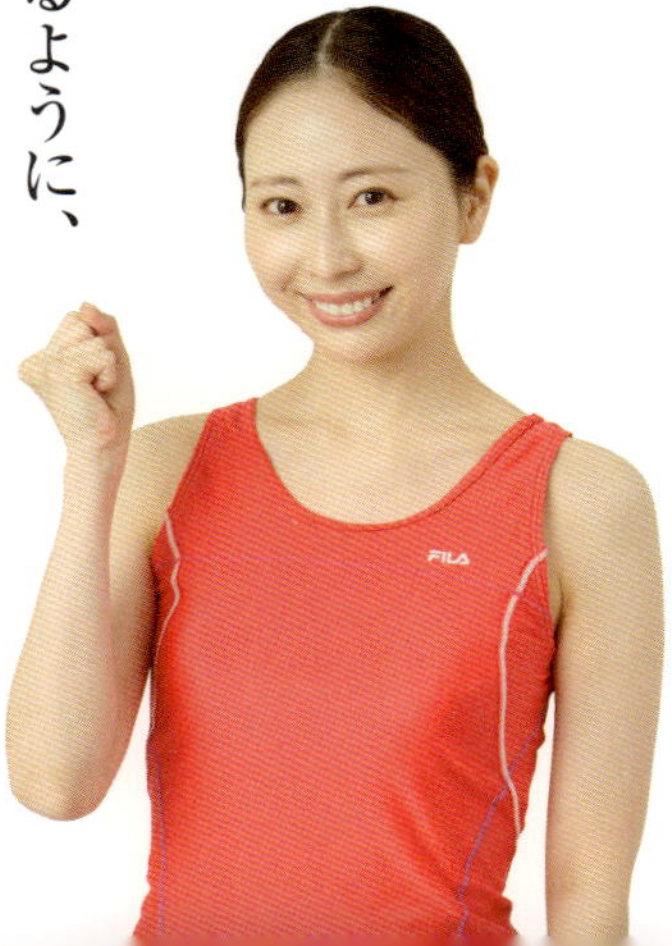

ケース1 首下がり症候群で真下しか向けなかったが、1分体操を始めたら1時間後に前を向けた

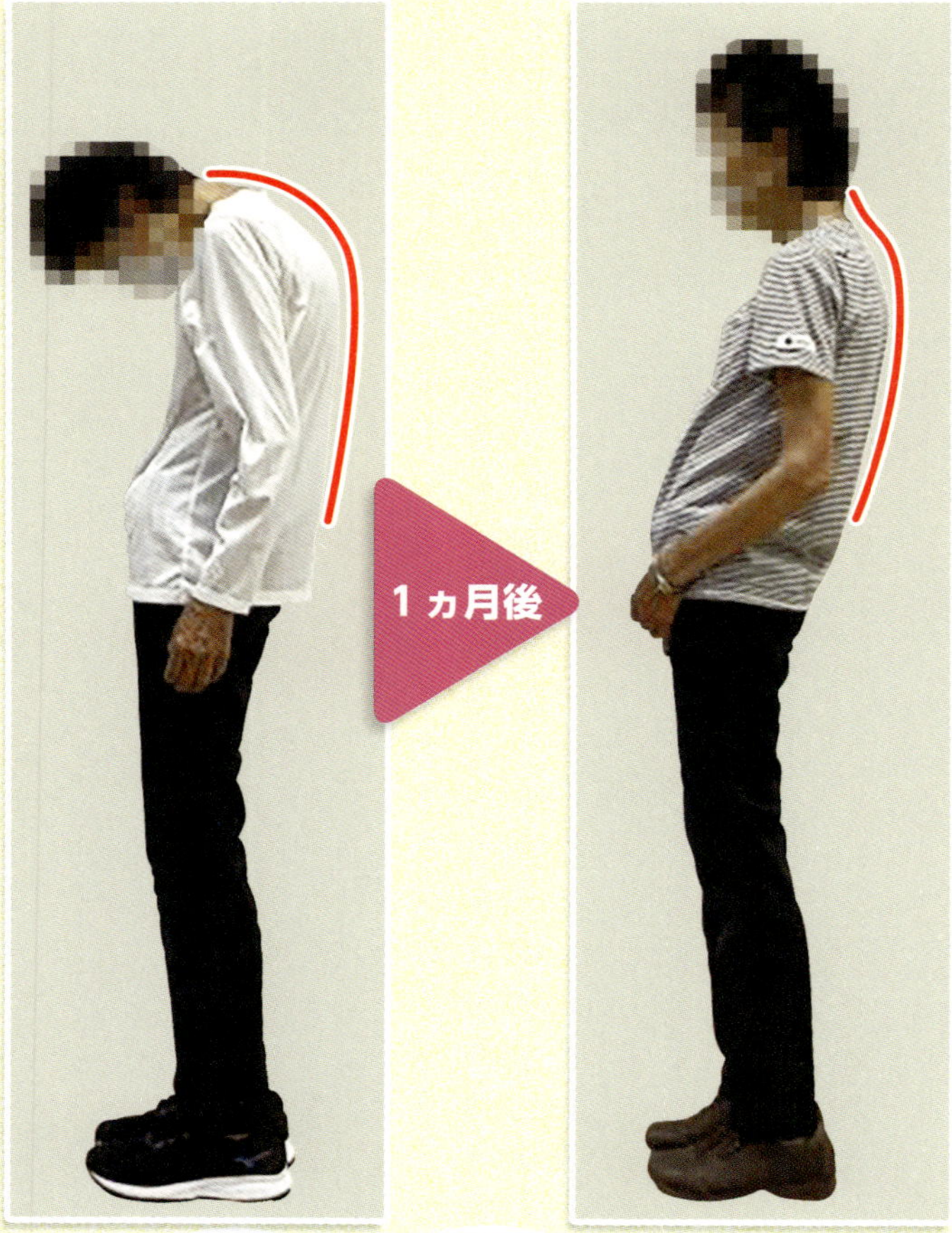

74歳・女性

約1年前から首が曲がって頭を全く上げられず、前を向けなくなったので、日常生活が困難になった首下がり症候群の患者さん。1分体操を試したら、1時間後に前を向くことができました。さらに約1ヵ月続けたら自力で頭を上げていられる時間が増え、身長も伸びました。 ➡102ページ

ケース2 背中が丸まってねこ背が強まり身長が縮んで見えたが、1分体操で別人のように美姿勢に

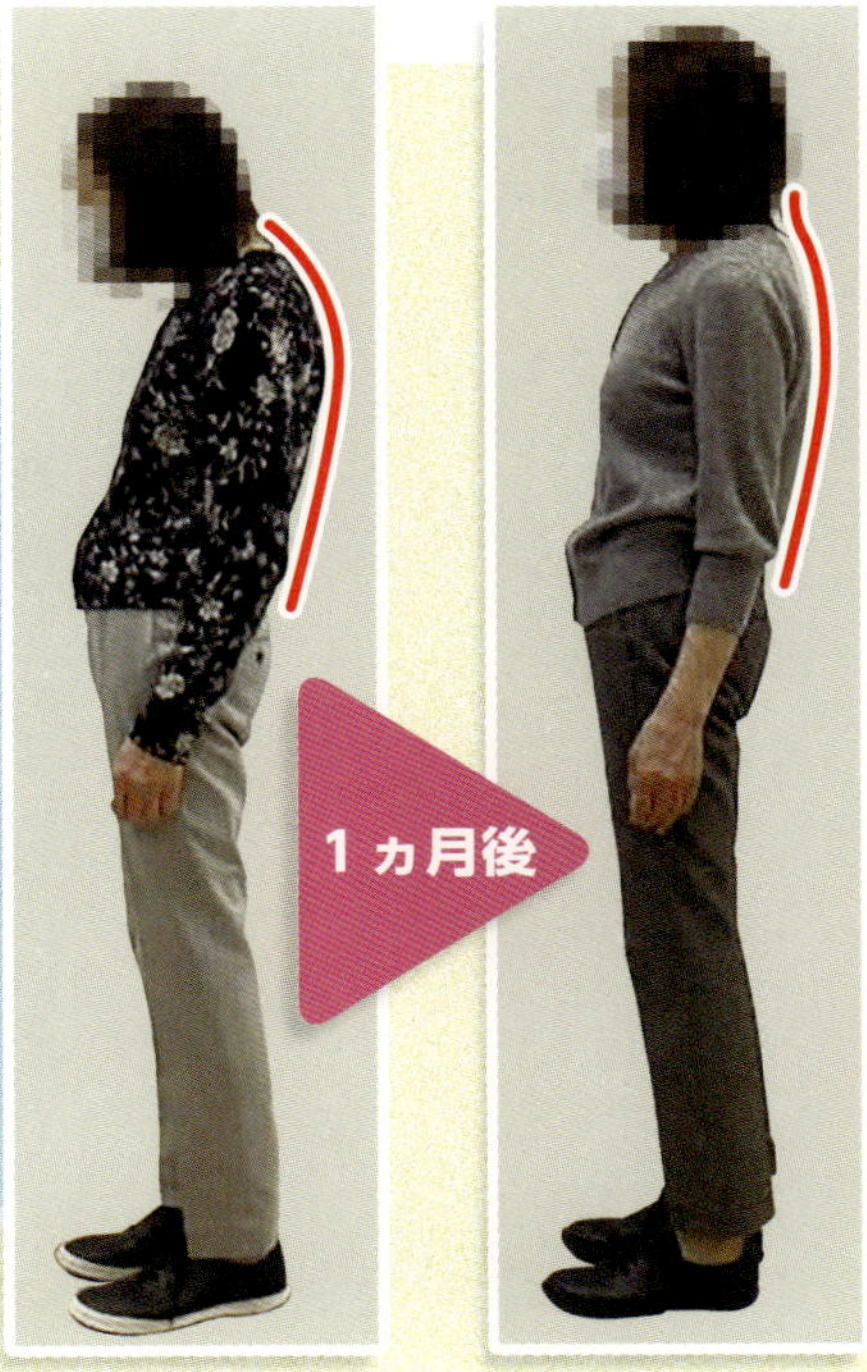

背中が丸まってねこ背が強まり、身長が縮んで見えるうえ、首こり・肩こりに悩まされていた患者さん。約1ヵ月の1分体操で美姿勢に一変して首こり・肩こりが改善しました。➡104ページ

77歳・女性

ケース3 首の痛みから徐々に進んだ首下がりが1分体操で改善し、家族に歩行姿勢をほめられた

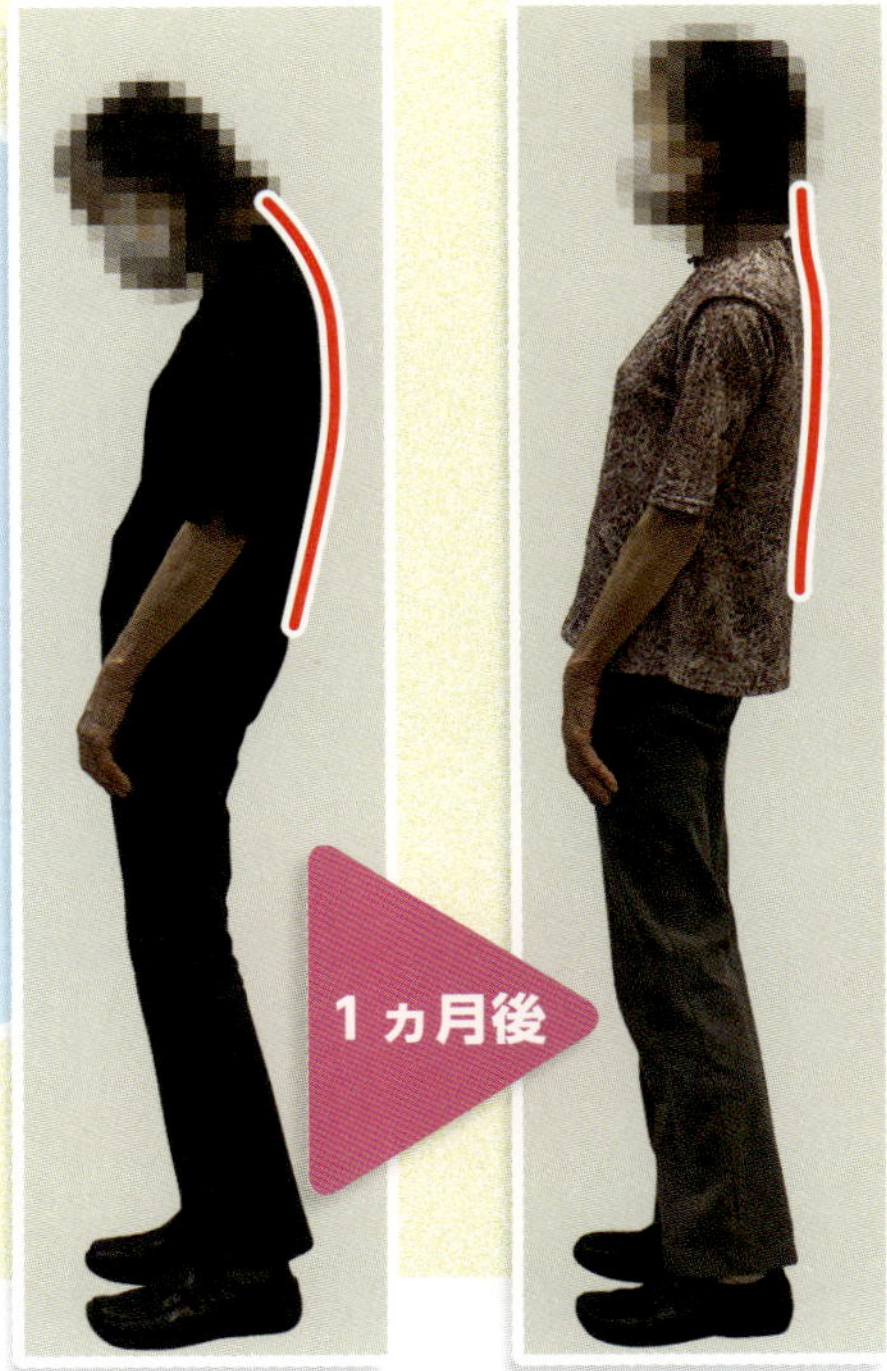

首の痛みと首下がりの患者さん。1分体操を1ヵ月続けたら、首の痛みも首下がりも改善しました。歩くときの姿勢がよくなったと家族にほめられたそうです。

➡110ページ

81歳・女性

ケース4 圧迫骨折で背中が曲がったまま固まっていたが、隣接する椎骨を動かしたら背すじが伸ばせた

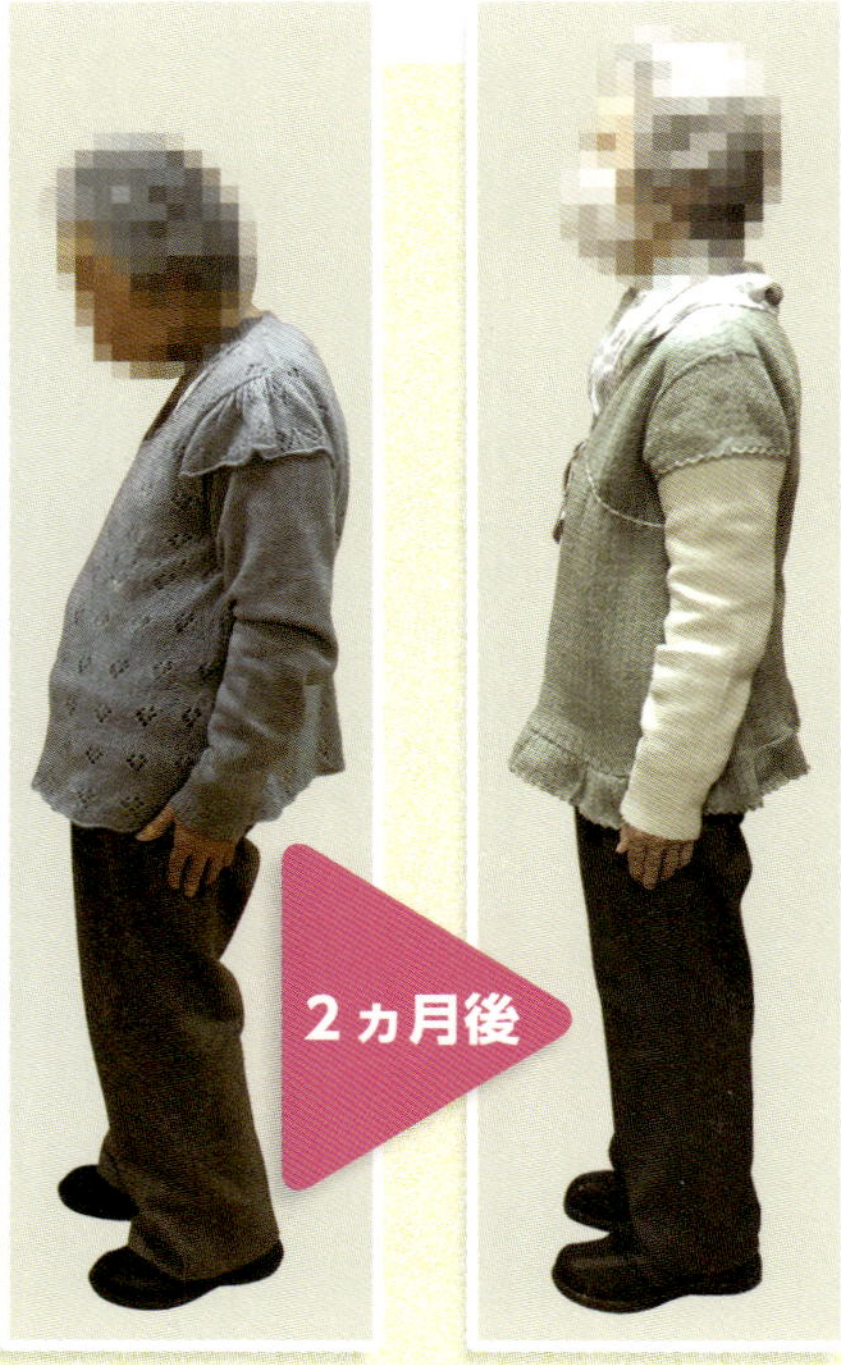

背骨の圧迫骨折を起こして背中が曲がったまま固まっていた患者さん。1分体操を約2ヵ月続け、背すじを伸ばすことができるようになりました。

→107ページ

77歳・女性

ケース5 背中曲がりと腰曲がりで歩幅が狭まったが、背骨のゆがみが正され颯爽と歩けるようになった

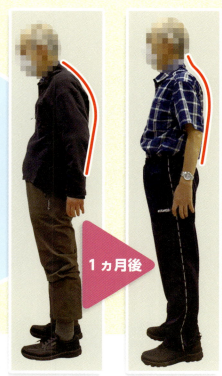

背中曲がりと腰曲がりで前傾姿勢になり歩幅が狭まってしまった患者さん。約1ヵ月の1分体操で美しい姿勢で歩けるようになりました。

→108ページ

67歳・男性

背骨を
伸ばして
若返り

序章

首・背中・腰を丸まったままにしてはいけない！

老けて見え、万病や寝たきりを招き

健康寿命まで縮める

背骨の丸まりは

何歳からでも自分で正せる！

2週間で9割が改善！

杖が不要になりまた元気に歩ける！

同級生でも老けて見える人と若く見える人の一番の違いは姿勢で、加齢に伴う「おなかの縮み」と「背中のゆるみ」を許せば背骨の丸まりが悪化して見た目の老けが一挙に進み万病を招く

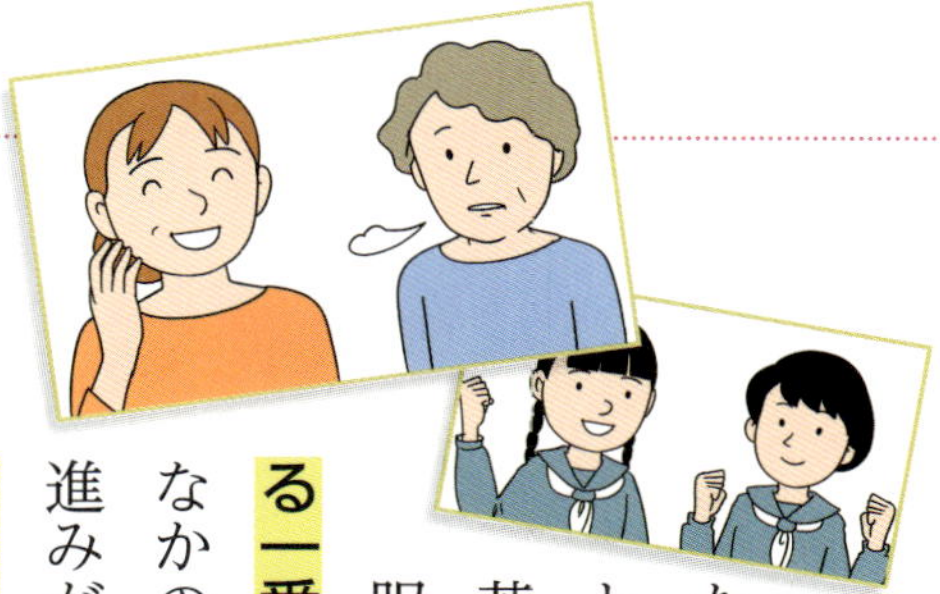

久しぶりに同窓会に出席すると、みな同い年のはずなのに、人によって「見た目年齢」がずいぶん違うと気づくことがあります。年相応の落ち着きや貫禄というよりは、どことなく老けて冴えない印象の人と、学生時代と変わらず若々しく元気はつらつとして見える人との違いは、どこにあるのでしょうか。

服装や髪型、化粧など、いろいろな要因がありますが、**見た目の印象を左右する一番の違いは、なんといっても「姿勢」**でしょう。多くの人は、年齢とともにおなかの筋肉が縮み、背中の筋肉はゆるんで伸び、背すじが丸まり、見た目の老けが進みがちです。同い年でも**背すじがすっきりと伸びている人は、表情が明るく、声がよく通り、健康そうで、年齢よりも若く見えるもの**です。

しかし、それは「そう見える」だけではありません。1037人の成人を45歳ま

おなか側の筋肉が縮むと背骨が丸まる

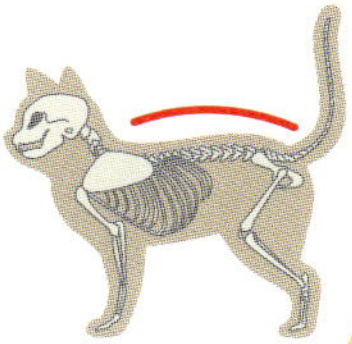

動物の背骨は、もともと丸まりやすいようにできている

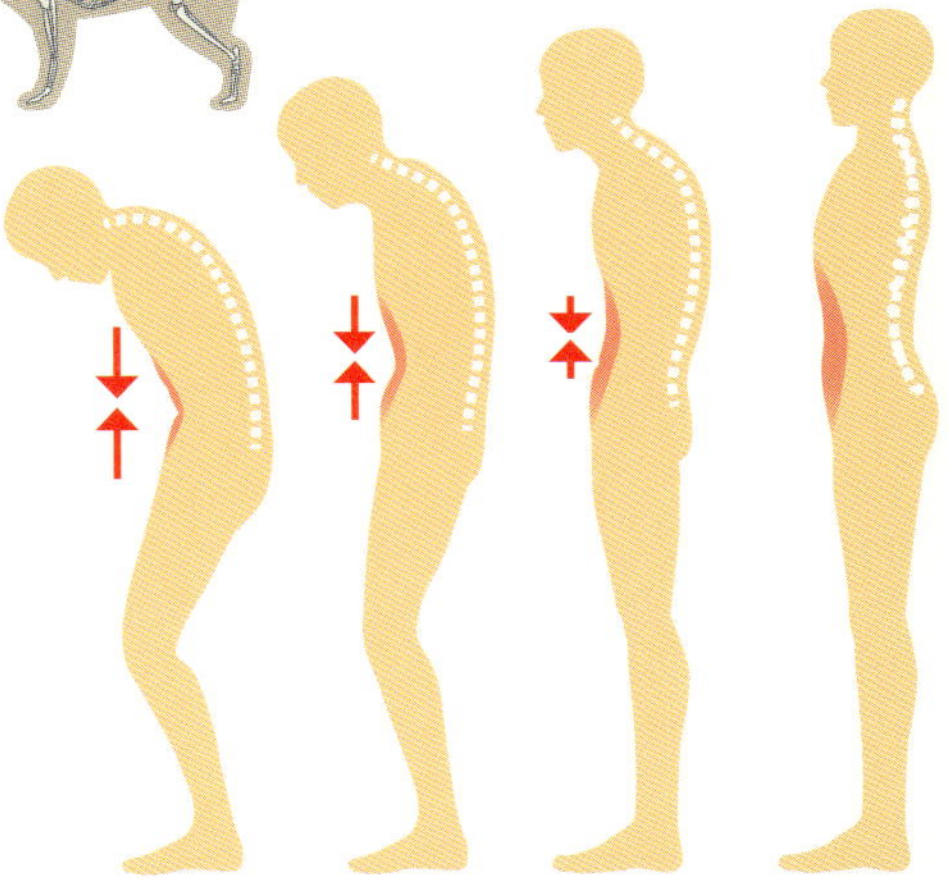

丸まりやすい性質を残したまま直立した人間の背骨は、おなか側の筋肉が縮むと丸まりやすい

で追跡した研究*で、老化（生物学的老化スピード）の平均を1とすると、人により0・4〜2・4のばらつきがあり、老化が速い人は歩行が遅い、バランス能力が低い、外見（顔）が老けて見えるなどの特徴があったと報告されています。これらは、別の研究で姿勢が悪い人の特徴としてあげられているものと共通しています。**姿勢のよし悪しは、実際に心の状態、呼吸や発声、消化機能、首・背中・腰の痛み、さまざまな病気など、全身の若さや健康状態に大きな影響を及ぼす**のです。背骨のゆがみを食い止める対策が必要です。

動物の背骨はもともと、敵に襲われたときに大切な内臓を守るために、**丸まりやすいようにできています**。直立して二足歩行をする人間の背骨も、丸まりやすい性質を残しているようです。そこに重い頭や上半身の重みがかかった状態でおなか側の筋肉が縮んで引っぱられる結果、背骨のゆがみや曲がりが生じやすくなると考えられます。

＊ Elliott ML. et.al. Nature Aging 2021

おなかの縮みと背中のゆるみは背骨の専門外来式「1分体操」でらくに正せる！ 2週間で9割が改善し首・背中・腰の痛み・しびれ・背骨の丸まりも重だるさも首こり・肩こりも続々軽快

ある日、鏡を見たら、知らないうちに背中が丸まっていた。友人たちと撮った写真で、自分の姿勢が一番悪く老けて見える。首や背中、腰も痛い。なんとなく体が重い、首もこるし肩もこる。もう年だから、あきらめるしかないのだろうか……。そんなふうに人知れず悩んでいる人が多いことでしょう。

おなかの縮みと背中のゆるみは、**背骨の専門外来式1分体操「おなかのばし」と「背骨起こし」**でらくに正せます。そして、背中の丸まりを伸ばしていくことができます。

実際、**首下《くびさ》がり症候群の患者さんに1分体操を毎日試してもらうと、なんと2週間のうちに約9割の人で背骨の丸まりが改善したという結果*が得られています。**

専門外来では運動療法の専門家が指導を行いますが、「体操なんてどうやればい

＊Igawa T, Ishii K. et al: Establishment of a novel rehabilitation program for patients with dropped head syndrome: Short and intensive rehabilitation (SHAiR) program. Journal of Clinical Neuroscience 2020.

いかわからない」という人でも自宅でセルフケアができるように、本書では具体的なやり方を丁寧に説明していきます。

背骨が丸まっている人は、運動習慣が少なく、おなかや背中、太ももの筋肉が衰えていることが多いものですが、**1分体操は、筋力が落ちた人でも簡単にできます。横になったりイスに腰かけたりしたままできるので、転倒の心配もなく、気軽に試すことができます。**

おなかと背中の筋肉を活性化し、背骨が伸びると、**いいことが次々に起こります。**

まず、首・背中・腰が軽くなります。長年悩まされてきた**痛み・しびれ・重だるさ**や、**首こり**や**肩こり**もみるみるよくなってきます。

体のバランスがよくなって**転倒の危険**も減り、活動的になり、**健康寿命**が延びます。そしてある日、「もしかして若返った?」「背が高くなった?」と気づくことでしょう。

時間をかけて丸まり硬くなった背骨でも、背骨を支える筋肉を鍛えることで、**少しずつですが確実に伸ばせます**。気負わず気軽に1分体操を続ければ、昨日より今日、今日より明日が輝くことでしょう。

丸まった背中が伸びれば、怖い誤嚥性肺炎、つらい呼吸困難、逆流性食道炎から消化不良・便秘・うつまで一挙に遠のき全身も心も若々しく一変し見た目の印象も人生も大きく変わる

背中が丸まっていても年相応に見えるだけ。だから、しかたがない……などとあきらめてはいけません。背中が丸まると、胸部や腹部の空間（胸腔《きょうくう》・腹腔《ふくくう》）が狭くなります。そこにあるのは生命を維持するための食道や気道、肺、心臓、胃腸などの大切な内臓や太い血管です。それらがぎゅうぎゅうに圧迫されて、本来の働きができなくなってしまうのです。

すると、おいしい食べ物を食べても**飲み込みにくさ**を感じたり、食べ物や飲み物が誤って気道に入ってしまう**誤嚥**《ごえん》を起こしたりすることもあります。誤嚥が起こるとムセて苦しいだけでなく、くり返すうちに**肺炎**を起こし、重症化すれば命

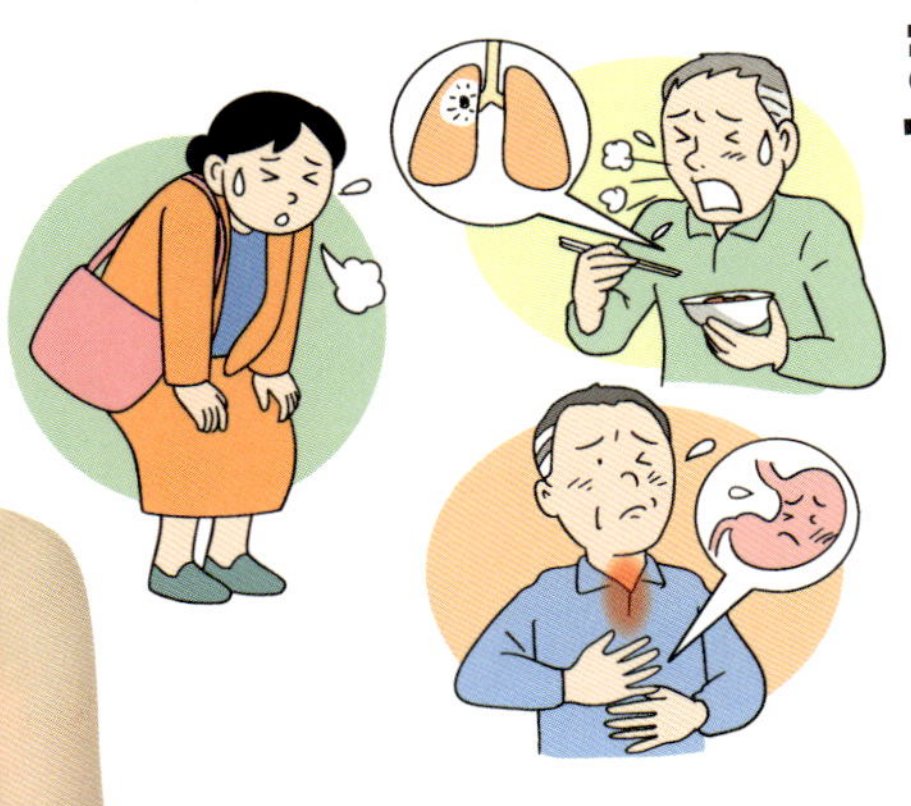

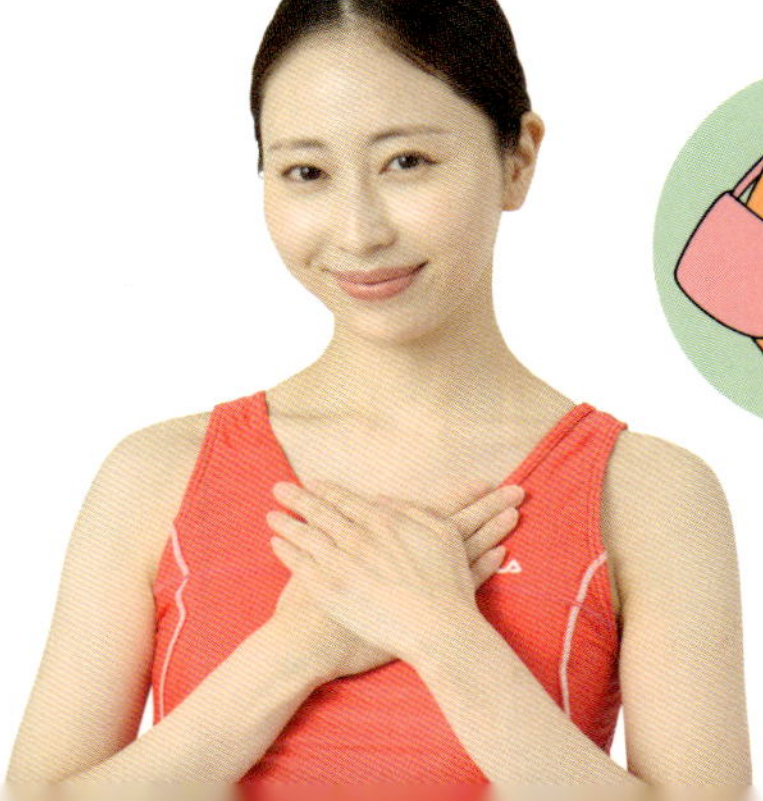

にかかわることもあります。

胃が圧迫されれば胃酸が逆流して**逆流性食道炎**を起こしたり、気道や肺が圧迫されて**呼吸のしにくさ**を感じたり、**消化不良**を招いたり、腸の動きが悪くなって**便秘**したりといったことも起こります。体だけでなく、*重度の姿勢の悪さは心にも影響を与え、**うつ症状**を発症しやすくなることがわかっています。姿勢が悪くなるだけで、心身のさまざまな不調が噴出してくるのです。これらの不調は、毎日の生活を不便にし、ときには命もおびやかし、生活の質（QOL）を大幅に低下させてしまいます。

さあ、今日から、丸まった背中を**「1分体操」**で伸ばしましょう。私の専門の一つである運動器のアンチエイジング（抗加齢）分野では、運動療法や各種の栄養素によるアプローチで、**背骨・関節・筋肉・神経などの機能を保ち、健康寿命を延ばせる**ことが示唆されています。杖《つえ》が必要だった人が背すじを伸ばして歩けるようになった例もあります。いろいろな不調が一挙に遠のくことも期待できます。**見た目の印象が驚くほど若々しく一変**し、人生がひときわ明るくなっていくことでしょう。

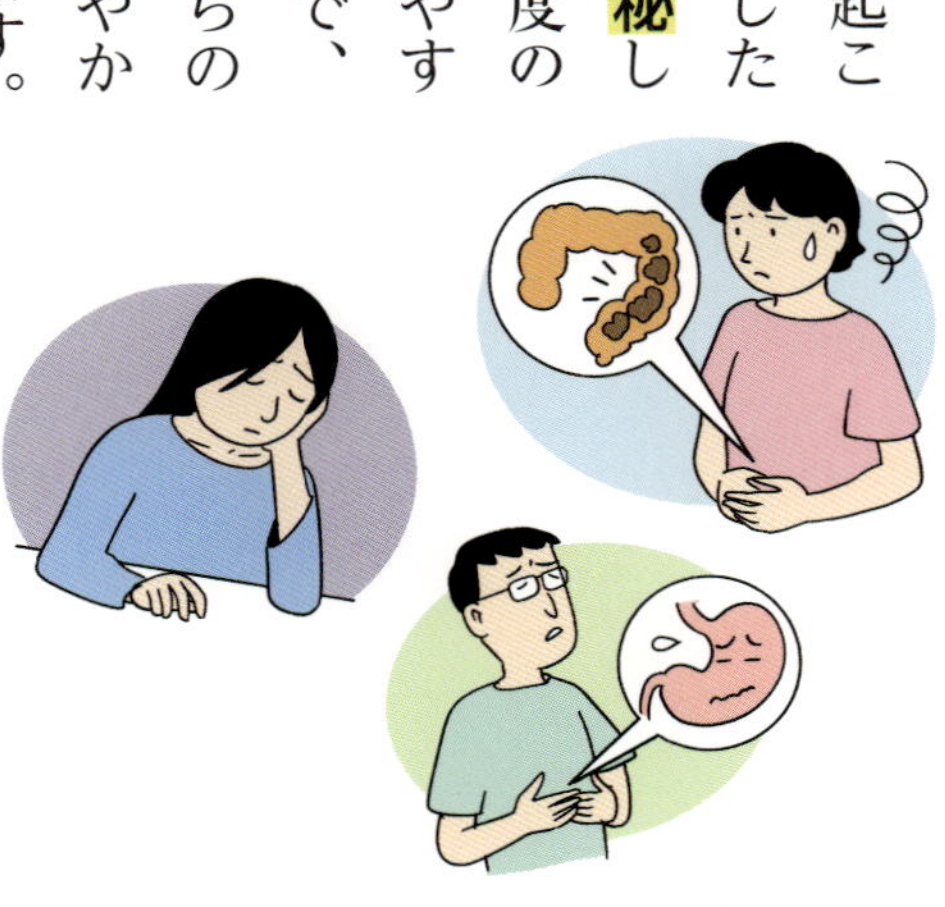

＊Watanabe K, Otani K, Tominaga R. et al: Sagittal imbalance and symptoms of depression in adults: Locomotive Syndrome and Health Outcomes in the Aizu Cohort Study (LOHAS). European Spine Journal 2021

目次

第5章

第6章

第7章

背骨を知る

第1章

単なる老化で片づけてはいけない！

「年を取れば背中が丸まって当たり前」は大間違い！

放置すれば今問題の

首下がりや寝たきりまで招くのに

重い頭を一本柱で支える

背骨の衰えにみんなあまりに無関心

背骨は、脳の指令を内臓や手足に伝え、内臓や手足の感覚を脳に伝える重要神経のほか、全身に酸素や栄養を送る重要血管の密集体

突然ですが、学生時代を思い返してみてください。生物の授業で、哺《ほ》乳類・鳥類・爬《は》虫類のように背骨（脊椎《せきつい》）を持つ動物は「脊椎動物」と呼ぶことを習ったと思います。**脳と脊《せき》髄《ずい》（脳から出た神経の集合体）という重要な神経系（中枢《ちゅうすう》神経）を持ち、脳は頭蓋骨《ずがいこつ》、脊髄は背骨によって守られているのが脊椎動物の特徴**で、哺乳類である人間も基本的な構造は同じです。

脳からつながる**脊髄**は背骨がつくるトンネル**（脊柱管《せきちゅうかん》）**の中を通り、各椎骨《ついこつ》（背骨の骨）の間（椎間孔《ついかんこう》）から**神経根**として左右に枝分かれして**末梢《まっしょう》神経**となり、全身に張りめぐらされています。末梢神経には**運動神経**・**感覚神経**・**自律神経**

背骨のつくり

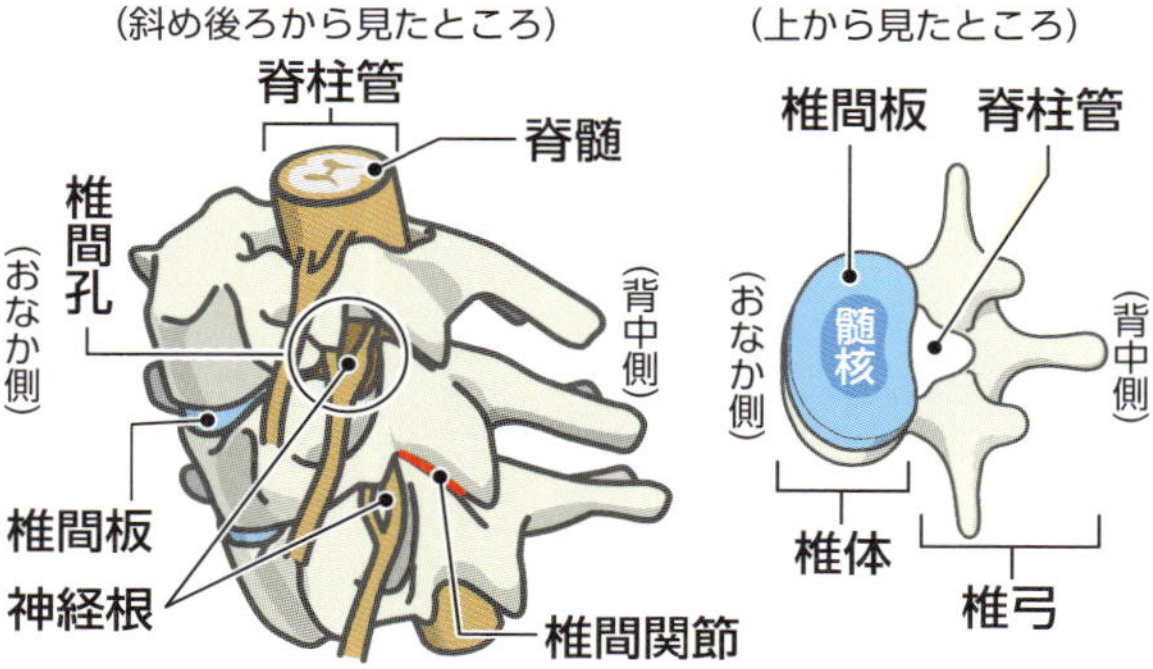
（斜め後ろから見たところ）
脊柱管
脊髄
椎間孔
（おなか側）
（背中側）
椎間板
神経根
椎間関節
（上から見たところ）
椎間板
脊柱管
髄核
（おなか側）
（背中側）
椎体
椎弓

背骨周囲には重要血管が密集

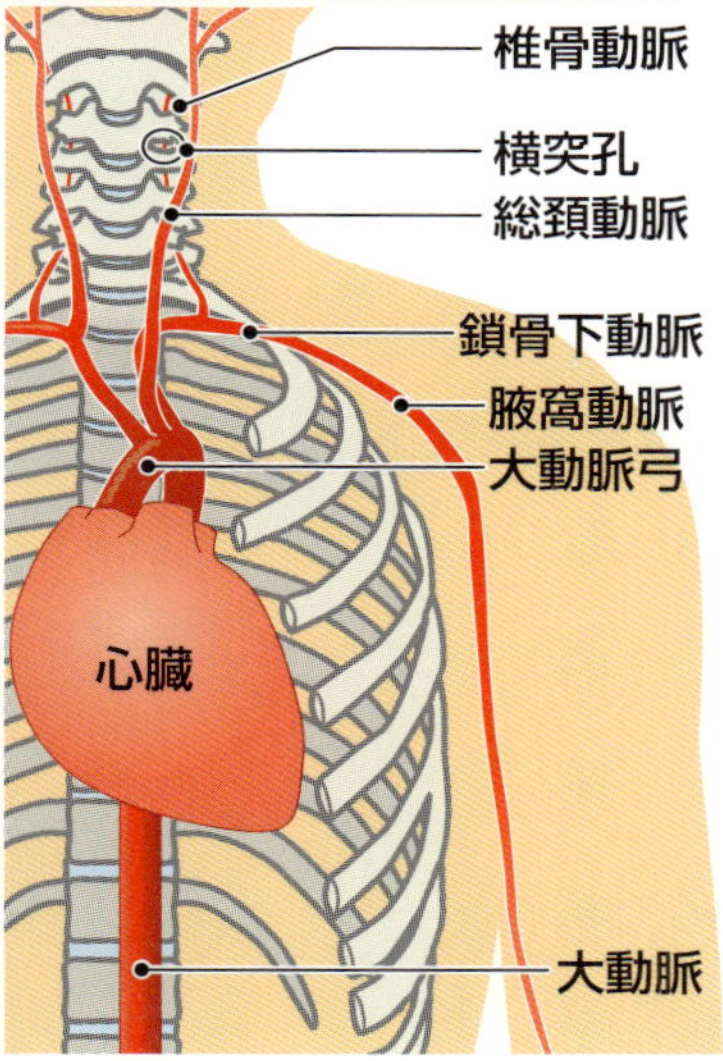
椎骨動脈
横突孔
総頸動脈
鎖骨下動脈
腋窩動脈
大動脈弓
心臓
大動脈

(交感神経・副交感神経)があり、体の各部位でそれぞれの働きをします。運動神経は脳からの指令を手足などに伝え、感覚神経は手足や皮膚などのさまざまな感覚を脳へと伝えています。自律神経は意志とは無関係に働き、呼吸機能や消化機能など内臓機能にかかわります。

人間の脊髄は大人の小指くらいの太さしかありませんが、**全身の運動や感覚をつかさどる神経が密集した重要な器官**です。そのため脊髄には、脊髄の機能の維持に必要な酸素や栄養を供給する多くの血管が通っており、首から腰まで背骨全体に張りめぐらされています。また、**頸椎**《けいつい》(背骨の首の部分)の左右にある**横突孔**《おうとつこう》という穴では、脳に血液を送る重要な血管**(椎骨動脈)**が通り、頸椎の側面から鎖骨にかけては**頸動脈**などの太い血管が通っています。人体の中で最も太い動脈である**大動脈**は、心臓から出ていったん上に向かった後に下降し(大動脈弓)、腰部まで背骨の前面に沿って伸びています。

このように、**脳や全身につながる重要な神経や血管が密集している背骨は、まさに人体の中心を支えるかなめ**といえるでしょう。

背骨は24個の椎骨が縦にS字状に弯曲して連なり頭の重みや地面からの衝撃をしなやかに受け止め人間の二足歩行を叶える全身のかなめ

背骨は、**頸椎《けいつい》（首の部分）7個、胸椎《きょうつい》（背中の部分）12個、腰椎《ようつい》（腰の部分）5個、合計24個の椎骨という骨が縦に積み重なって1本の柱を形成**しています（医学的には腰椎の下にある＊仙骨《せんこつ》と尾骨《びこつ》を含めて脊椎《せきつい》という）。椎骨は単に積み重なっているだけではなく、椎骨と椎骨の間は**おなか側の椎間板《ついかんばん》**という軟骨組織と、**背中側にある左右一対の椎間関節《ついかんかんせつ》**という関節で連結されています（20ページの図参照）。

背骨は正面から見るとまっすぐですが、側面から見ると、頸椎と腰椎は前に向かってカーブし**（前弯《ぜんわん》）**、胸椎は後ろに向かってカーブし**（後弯《こうわん》）**、背骨全体でゆるやかな**S字**を描いています。このような背骨のS字カーブを**「生理的弯曲《わんきょく》」**といいます。

人間はほかの脊椎動物と異なり、2本の足で直立して

背骨の生理的弯曲

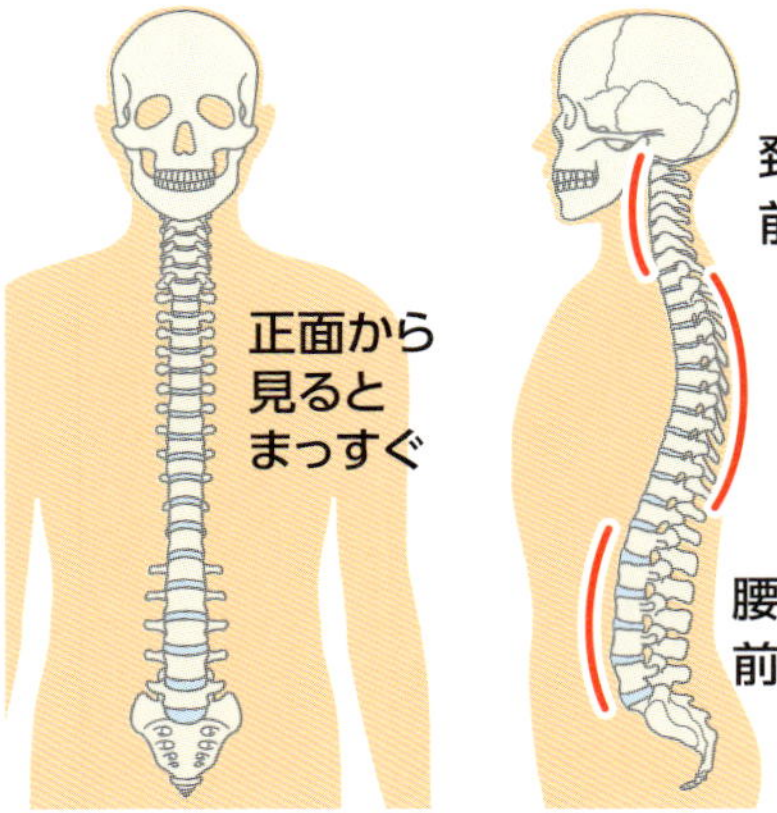

＊お尻の左右中央にある平らな骨。仙骨には５つの椎骨（仙椎）があるが、成長とともにくっついて１つの大きな骨となる。

赤ちゃんの成長と背骨の生理的弯曲の出現

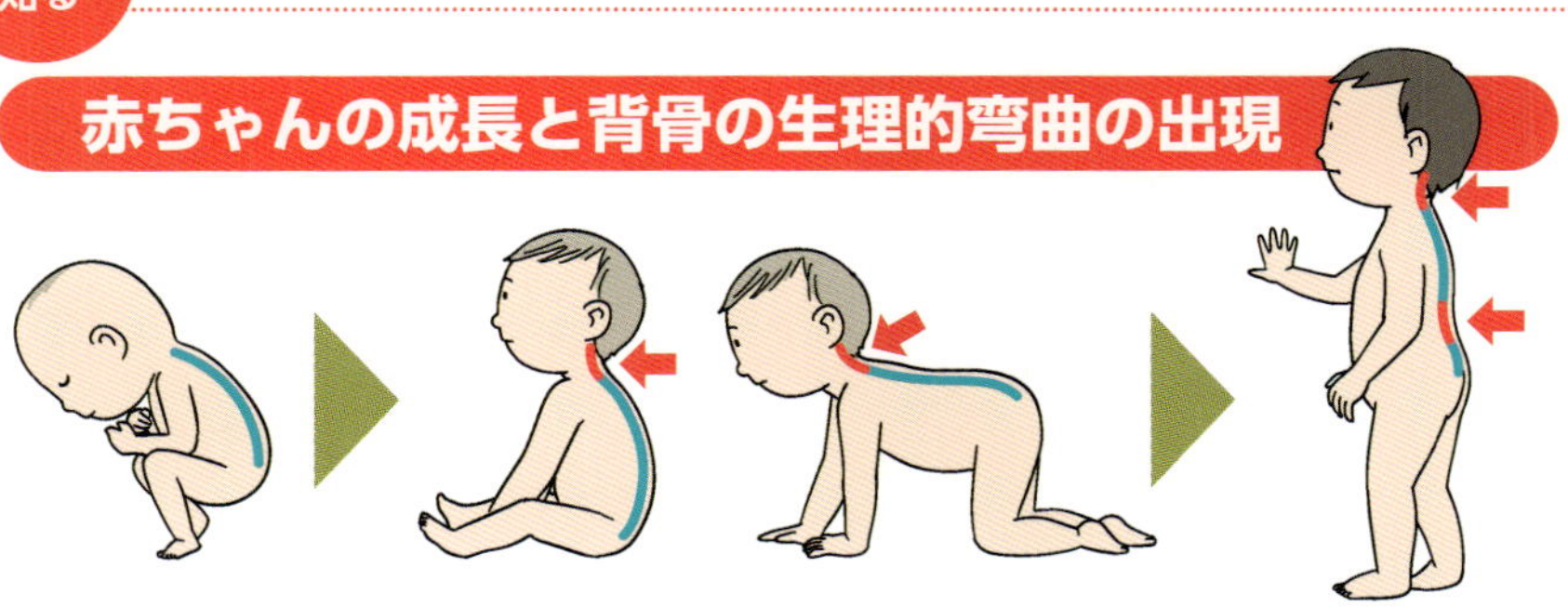

胎児・新生児期の背骨はC型。

首がすわり、頸椎に前弯が現れる。頭を起こして支えられるようになる。

2本の足で立てるようになると腰椎も前弯し、生理的弯曲が出現。

両手を使うため、重い頭の真下に背骨が縦に並ぶように進化しました。直立したまま歩くには、頭や上半身の重みを縦に並ぶ背骨で支えつつ、倒れないようバランスを取る必要があります。そこで欠かせないのが生理的弯曲です。前後にカーブすることで背骨にかかる重みがバネのようにうまく分散され、1ヵ所に負担が集中するのを防いで、二足歩行をしても簡単には倒れないようバランスが取れるようになりました。

このような人間の背骨の進化の過程は、赤ちゃんの成長過程に現れています。お母さんのおなかの中にいるときや、生まれたばかりで体を自力で起こせない赤ちゃんの背骨にはS字カーブは見られず、背骨全体がC型に丸まっています。赤ちゃんが成長して首がすわるころには頸椎に前弯が現れ、頭を起こして支えることが可能になり、つかまり立ちするようになると腰椎も前弯してきます。やがて生理的弯曲が完成すると、背骨は全身のかなめとして頭や上半身の重みを支え、2本の足で自立して歩けるようになるのです。

特に首はボウリングの球と同じ重さの頭をクレーンのように支える背骨の弱点で、前かがみの姿勢や動作が多いと頚椎の負担が蓄積し背骨全体が丸まりだす

人間の頭の重さは、個人差はありますが、体重のおよそ8～10％といわれています。体重60キロの人なら**5～6キロ**となり、ボウリングで一般によく使われる11～14ポンドの球と同じくらいの重さです。私たちは、ただ静かに立っているだけでも、**ボウリングの球と同じ重さの頭を、一本柱の背骨で支えている**のです。

特に首は可動域（動かせる範囲）が広く、前に曲げたり後ろに反らしたり、左右に傾けたりねじったりと、ビル建設現場のクレーンのようにさまざまな動きをします。首を傾けずに静止していれば、首にかかる負担＝頭の重さですが、例えばスマートフォンを見ようとして**首を前に15度傾けると、首にかかる負担はほぼ倍増**し、傾ける角度が大きくなるほど負担が増していきます。特に意識して行うわけではない日常の動作でも、頚椎《けいつい》（背骨の首の部分）には大きな負担がかかっているのです。

さらに、首を前に曲げる前かがみ姿勢を長時間続けてそれがクセになると、頚椎にかかる頭の重みを分散するために、もともと後弯《こうわん》（後ろにカーブ）している胸椎《きょうつい》

頸椎への負担が背骨の曲がりを招く

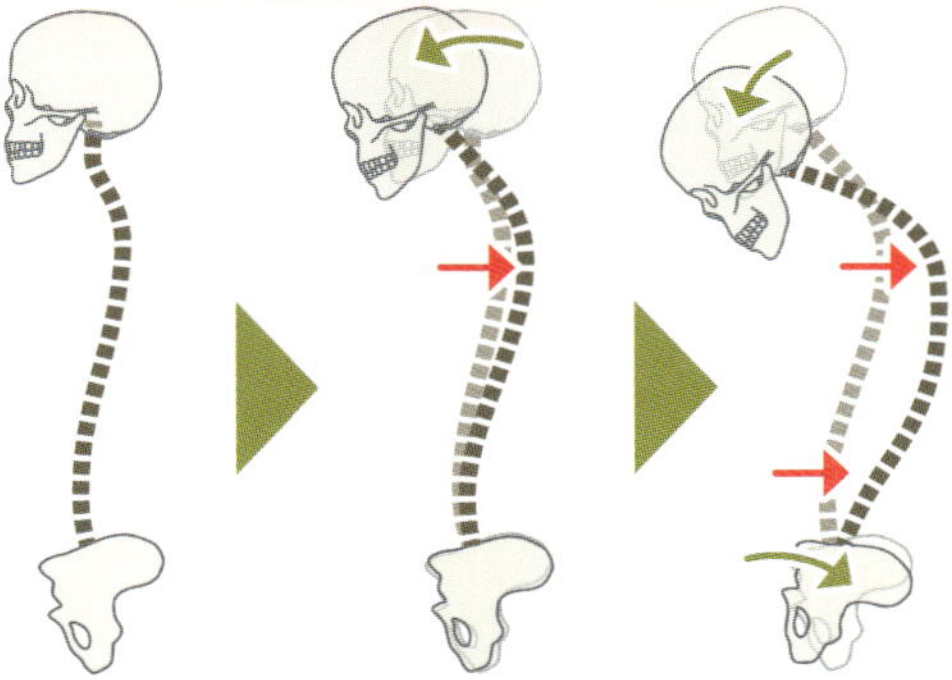

日常的に前かがみ姿勢が多いと、頸椎にかかる頭の重みを分散するために胸椎が後弯。人によってはやがて骨盤も後傾して背骨全体が丸まってくる。

（背骨の背中の部分）に後ろに曲がる力が働き、**背中がさらに丸まってきます**。それでも首を曲げていると腰椎までも後弯し、骨盤が後ろに倒れて（後傾という）、人によってはやがて**背骨全体が丸まってくる**のです。

パソコン作業や炊事などで前かがみ姿勢を長時間続けたとき、首や背中、腰が痛んだり、こったりした経験がある人は多いでしょう。これは、重い頭を支えるために首や背中、腰の骨に付着している筋肉が常に収縮・緊張し続けることから起こります。頭の位置が前方に位置し、首の角度が前方に傾くほど、首の筋肉の収縮・緊張の度合いが高まり、負担が大きくなることがわかっています。

首・背中・腰の痛み、首こり・肩こりは、「負担が重すぎる」という、いわば背骨やその周囲の筋肉などからの悲鳴です。そんな症状があれば、なるべく早く**背骨にかかる負担を軽くする対策が必要**です。本書で紹介する**「1分体操」**で前かがみのクセを正し、背骨に過度な負担をかけることなく、いい姿勢をキープできるようになりましょう。

スマホ、パソコン操作、炊事、農作業、荷物の運搬、車の運転、むち打ち、高い枕、足組み座り、ソファなど首や背骨を知らぬまに傷める問題姿勢・問題動作一覧

私たちの日常生活には、知らず知らずのうちに背骨のゆがみを招く姿勢や動作が潜んでいます。特に、以下の問題姿勢・問題動作には要注意です。

- **ねこ背**……**スマートフォン操作時や炊事のときのねこ背、パソコン作業時、車の運転時などに首を前に突き出して前方を見る姿勢**がクセになると、背骨の生理的彎曲《わんきょく》がくずれ、首・背中・腰の曲がりを招いてしまいます（24ページ参照）。一方、腰を反らしすぎる**「反り腰」**も、一見いい姿勢に見えて、バランスを取るために背中の後彎がきつくなる**「隠れねこ背」**になっている場合があります。
- **中腰**……荷物を持ち上げるときや農作業などで多い**中腰の姿勢**は、腰ばかりを曲げがちで、腰椎《ようつい》（背骨の腰の部分）に大きな負担がかかり、骨盤が後傾することから背骨の曲がりを招きます。
- **仙骨《せんこつ》座り**……イスやソファに腰かけるさい**お尻《しり》が前方にすべって仙骨（お尻の左右中央にある平らな骨）が座面に当たる座り方**のクセがあると、骨盤が後傾して

日常生活で背骨をゆがませる主な原因

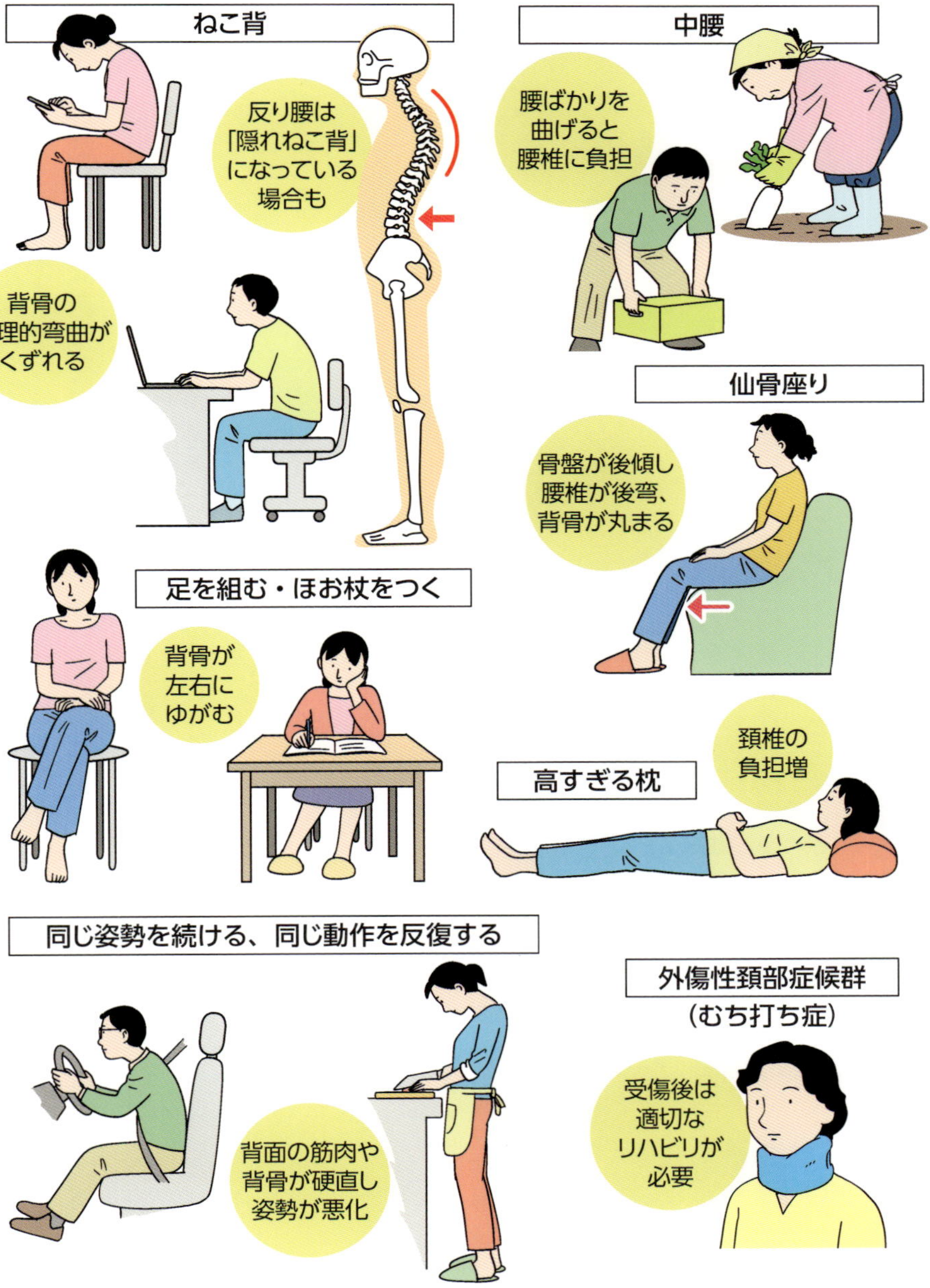

腰椎が丸まり、首が前方に出て背骨全体が丸まる原因になります。

・足を組む・ほお杖《づえ》をつく……背骨の前後方向の偏りだけでなく、左右方向に偏った姿勢も問題です。イスに腰かけるときの**足組み姿勢**や、机に**ほお杖**をついて体を左右に傾けるクセがあると、背骨が左右方向にゆがみ、**側弯症《そくわんしょう》**（背骨が左右に曲がる病気）を招くことが懸念されています。

・高すぎる枕……高すぎる枕であおむけに寝ると、起きて首を前に傾けた姿勢と同様に頚椎《けいつい》（首の部分）が長時間前に曲がることになり、大きな負担がかかります。

・同じ動作を反復する・同じ姿勢を続ける……**農作業**や**荷物の積み下ろし**などの反復動作で筋肉を使いすぎると筋肉が疲れます。また、**長時間の車の運転**や**炊事**などで同じ姿勢を続けていても筋肉は疲れます。筋肉が一定の姿勢を保つために働いているからです。同じ動作の反復や同じ姿勢の継続で筋肉がこり固まり、血流が悪くなって疲労物質がたまるほか、背骨をなめらかに動かせなくなり、悪い姿勢のまま背骨が固まって痛みやしびれを引き起こす原因にもなります。

このほか、交通事故やスポーツ中の事故などで衝撃を受けて頚椎を傷める**頚椎捻挫《ねんざ》**（**外傷性頚部症候群《がいしょうせいけいぶしょうこうぐん》**。いわゆる**「むち打ち症」**）*も、受傷後に適切なリハビリをしないと頚椎の可動域が狭まり、姿勢に悪影響を与えることがあります。

＊自動車にヘッドレストが整備されていない時代には、追突事故のさいに首がムチのようにしなることから「むち打ち症」と呼ばれていたが、正確な医学的用語ではなく俗語。

背中の丸まりは早く対処すればピンとまっすぐに戻せるのに知らずに放置して首や腰までどんどん丸まり、首下がり・歩行困難・寝たきりに陥る例が多い

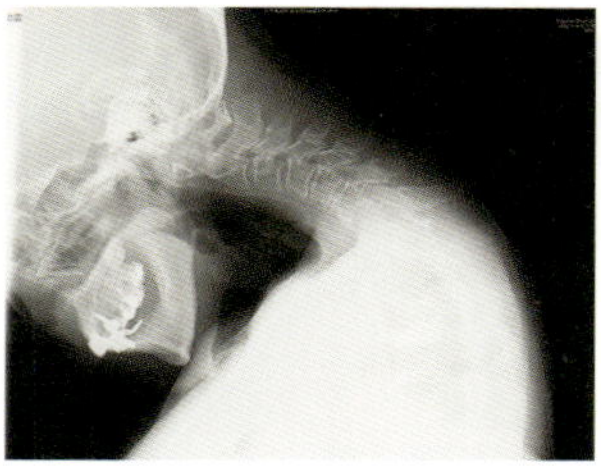

首下がり症候群が進行すると顔を上げられず、前方が見にくくなって歩行困難につながる。

背骨が丸まると単に**見た目が老ける**だけではなく、さまざまな健康リスクにつながります。重心が前に移動するので体のバランスが悪くなり、**転倒する危険**が増えたり、内臓が圧迫されて**食欲が低下**したり、**逆流性食道炎**＊1を起こしたり、食べ物を飲み込むさいの**誤嚥**《ごえん》＊2が増え、**誤嚥性肺炎**＊3や**窒息**《ちっそく》を起こしたりする恐れもあります。

首や背中の丸まりを放置すれば、体を起こした状態で頭が垂れ下がったまま顔を上げられなくなる**「首下《くびさ》がり症候群」**を発症することもあります（写真参照）。首下がり症候群になると逆流性食道炎や誤嚥のほか、家事や歯磨きなどがしにくくなったり、前方を見ることができないために歩行が困難になったりと、日常生活が著しく不自由になります。高齢者に多い**骨粗鬆症**《こつそしょうしょう》（骨がもろくなる病気）の人がねこ背になると、背骨の前方に大きな圧力がかかり、椎体《ついたい》（背骨前方の円柱状の部位。20ページの図参照）の**圧迫骨折**の危険性が高まります。圧迫骨折は背骨の前のほうがつぶれるため、背中や腰がさらに丸

＊1 胃液が胃から食道へ逆流し食道の粘膜に炎症が起こる病気。 ＊2 食べ物や飲み物が誤って気管に入ること。 ＊3 口の中の細菌が食べ物とともに肺に入って炎症を起こす病気。

まる原因になります。さらに、ほかの背骨まで次々に骨折する**「ドミノ骨折」**を招き、何度も背骨の手術をしなくてはならなくなる場合もあります。

背中の丸まりは10〜20歳の見た目年齢の老化も招きます。**背中の丸まりに気づいたら、痛みやしびれなどの症状（44ページ参照）がなければ、早く対処することで背骨の曲がりを解消できる可能性**があります。早いうちから**運動療法**を行い、姿勢を維持する筋肉を鍛えれば、背すじがピンと伸びたいい姿勢に戻すことができるからです。「もう年だから運動してもムダ」という人もいますが、それは誤りです。年を取っても、食事をしたり歩いたりして日常生活を送っているかぎり、体の筋肉がなくなったわけではありません。本書で紹介する1分体操のように簡単な体操をするだけで、今ある筋肉を目覚めさせ、筋力を向上させることは十分に可能です。

日本整形外科学会でも**「ロコモティブシンドローム（ロコモ）の予防はいい姿勢から」**として、いい姿勢を保つことをすすめています。ロコモとは、運動器（体の運動にかかわる骨格・筋肉・関節・神経などの総称）の障害のために立ち歩く身体能力が低下した状態をいい、進行すれば歩行困難や寝たきりを招き、要介護状態に陥ってしまいます。**1分体操で体を動かしていい姿勢を保つことが全身の運動器の維持につながり、健康寿命***を延ばすためにも重要**なのです。

＊健康上の問題で日常生活が制限されずにいられる期間。厚生労働省の2019年の調査では平均寿命との間に8〜12年のズレがあり、この間は要介護となるなど生活に制限が生じると考えられる。

悪い姿勢の影響

第2章

軽視は禁物!

丸まった背中・曲がった腰・うつむいた首は、めまい・頭痛・脳機能低下から、誤嚥・呼吸困難・消化不良・逆流性食道炎・便秘・うつまで招きかねずまさに万病の元凶

背骨のゆがみは見た目の老けや痛み・しびれ以外にも呼吸が浅くなって酸素が減り脳や体の血流が停滞すると頭痛・めまい・もの忘れ・視機能低下・だるさ・慢性疲労・むくみも招きかねない

背骨がゆがんで姿勢が悪くなると、実際の年齢以上に10歳も20歳も**老けて見える**だけではありません。悪い姿勢で緊張した筋肉が硬直し、**首や背中、肩のこりや痛み**の原因になります。

背骨のゆがみは**神経**にも影響します。例えば、背骨の椎骨《ついこつ》と椎骨をつなぐ椎間板《ついかんばん》や椎間関節に負担がかかり、椎間板の中心にある髄核《ずいかく》（軟らかい軟骨）が飛び出る**椎間板ヘルニア**や、背骨の中の神経の通り道である脊柱管《せきちゅうかん》が狭まる**脊柱管狭窄症**《きょうさく》を招く可能性があります。すると、腕や足の痛みやしびれ、**坐《ざ》骨《こつ》神経痛**（お尻《しり》から足先にかけての痛み・しびれ）、重篤な場合には**手足のマヒ**や**排尿・排便障害**といった神経症状が現れることもあります。

姿勢の悪さは**血液**にも影響します。背中が丸まると胸郭《きょうかく》*1が狭まり、息を吸っても肺が十分に膨らまなくなるため、呼吸が浅くなります。すると、取り込める酸素の

*1　胸椎・胸骨・肋骨と横隔膜で囲まれた胸の部位。
*2　動脈の血液中の赤血球に含まれるヘモグロビンのうち何％に酸素が結合しているかを示す指標。酸素飽和度、SpO_2ともいう。呼吸で取り込んだ酸素はヘモグロビンと結合して全身に運ばれる。

量が減って酸欠（血中酸素濃度が低下）[*2]になりかねません。私たちは息を止めると苦しさを感じますが、それと同じことが、脳を含めた全身の細胞で起こるのです。

姿勢が悪いと、椎骨動脈の流れが妨げられたり、自律神経が不安定になって血流障害が起こったりする可能性があることから、脳への**血流**が滞り、**頭痛**・**めまい**・**もの忘れ**が起こりやすくなるほか、目の毛細血管に送られる酸素が減れば、**視機能にも影響**します。全身の機能が低下し、**だるさ**を感じたり、慢性的に**疲労感**が取れなかったりすることもあります。

背骨のゆがみは**リンパ**の流れも妨げます。毛細血管から出た水分が細胞と細胞の間に残ったものをリンパ液といい、リンパ管で回収され、最終的には首のつけ根にある静脈と合流し、心臓へと戻ります。体中に張りめぐらされたリンパ管の途中には約６００個ものリンパ節があり、リンパ節の中では免疫細胞が細菌などの異物を捕らえて攻撃する働きをしています。流れが滞ると、リンパ液が血管へ戻れずに細胞間にたまるため、**むくみ**が現れたり、**免疫力が低下**して**感染症**にかかりやすくなったりすることも考えられます。

姿勢のゆがみは、単に見た目だけの問題ではなく、全身にさまざまな不調や病気を引き起こす、まさに万病のもとなのです。

背中が丸まると肺ばかりか胃・腸・膀胱も圧迫され誤嚥・呼吸困難・消化不良・逆流性食道炎・便秘・頻尿・骨盤臓器脱や筋肉やせ・肥満も心配

姿勢を正しているとすぐ疲れて背中が丸まってしまうことはないでしょうか。正しい姿勢は本来らくに感じられるはずですが、背中が丸まった姿勢がクセになっているとふだん使われなかった筋肉が使われるので、いざ正しい姿勢を取ろうとすると疲れてしまうのです。それでも姿勢を正さないでいると、**筋肉やせ**が起こったり、脂肪がつきやすくなって**肥満**につながったりもします。

肋骨《ろっこつ》に囲まれた胸郭《きょうかく》には、**気管**・**気管支**・**肺**などの呼吸器、**心臓**と心臓に出入りする**大動脈**や**大静脈**のほか**食道**も通っています。腹腔《ふくくう》（おなかの空間）には**胃**・**小腸**・**大腸**・**直腸**などの消化器や、**腎臓**《じんぞう》、**膀胱**《ぼうこう》、**肝臓**、**すい臓**、**脾臓**《ひぞう》などがあり、女性の場合は**子宮**や**卵巣**も収まっています。背中が丸まって胸郭や腹腔が狭まると肺が十分に膨らまずに取り込む酸素量が減り、脳や全身に影響が及ぶ恐れがありますが（32㌻参照）、それ以外の各臓器の働きも妨げられる可能性があります。

消化器の不調で多いのは、**逆流性食道炎**＊1です。食道と胃の境目には入口を締める

＊1 胃液が胃から食道へ逆流し食道の粘膜に炎症が起こる病気。 ＊2 食べ物や飲み物が誤って気管に入ること。 ＊3 口の中の細菌が食べ物とともに肺に入って炎症を起こす病気。

骨盤底筋（女性）

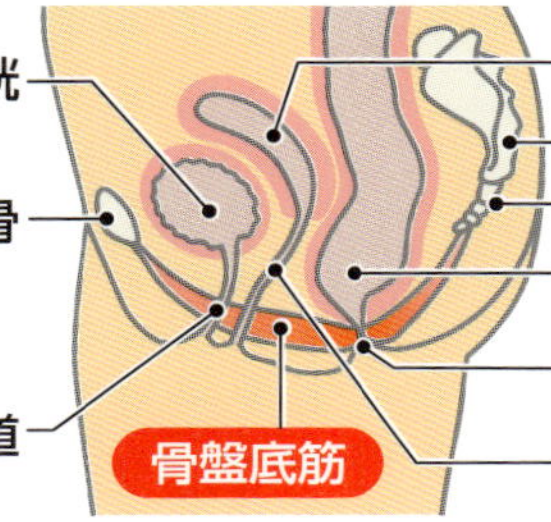
子宮
仙骨
尾骨
直腸
肛門
膣
膀胱
恥骨
尿道
骨盤底筋

骨盤の底でハンモックのように内臓を支え、排泄をコントロールする役割も担う。

筋肉（下部食道括約筋《かつやくきん》）があり、通常は逆流を防いでいますが、背中が丸まって腹圧が高まると括約筋がゆるみ、逆流が起こりやすくなります。逆流が起こると胃酸による**胸焼け**などの不快症状が現れますが、何度もくり返すと**食道がん**の原因にもなるので、軽視してはいけない病気です。このほか、咽頭《いんとう》（鼻の奥から食道までの空気や食物の通り道）や食道、胃腸の機能が低下することで[*2]**誤嚥**《ごえん》や**誤嚥性肺炎**[*3]、**消化不良**、**便秘**も多発します。消化吸収がうまくできなくなるとエネルギーの代謝が悪くなり、**太りやすく、やせにくくなります**。

姿勢が悪くて膀胱が圧迫されると、ためておける尿の量が少なくなるため、頻繁に尿意を感じてトイレに行く**頻尿**《ひんにょう》になります。また、背中が丸まり骨盤が後傾（後ろに倒れる）した中高年では**骨盤底筋**[*4]（図参照）の機能も低下するため、**尿もれ**や**頻尿**を招く場合もあります。特に女性は骨盤底筋によって支えられている内臓が男性より多く（子宮と卵巣）、出産経験があると筋肉がダメージを受け、そこに老化や姿勢の悪さが加わるとゆるみが進みやすく、骨盤内の子宮・膀胱・直腸などの臓器が下がって膣口《ちつこう》などから外にはみ出る**骨盤臓器脱**《こつばんぞうきだつ》を発症する可能性も示唆されています。

＊4 骨盤の底の穴をふさぐハンモック状の筋肉の総称。内臓の重みを支えると同時に、尿道口、肛門を開閉し排泄をコントロールする。女性では膣口を開閉する機能も担う。

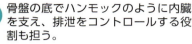

背中が丸まってうつむく時間が増えると自律神経の働きも乱れ、気分が滅入って心身の不調が慢性化し、メンタル不調になる人も多い

ゆっくりと深い呼吸は**自律神経**[*1]のうち心身をリラックスさせる**副交感神経**の働きを活発にします。逆に浅い呼吸は心身を興奮させる**交感神経**を優位にし、血管が収縮して血流が停滞し心身が緊張した状態になります。緊張が短時間で終わればいいですが、うつむいて背中を丸め、習慣的に浅い呼吸をしていると、心や体をゆったりと休ませる副交感神経の働きが鈍り、やがて**自律神経の働きが乱れて**気分が滅入り、心身の不調が慢性化し、**抑うつ症状**が現れる人も少なくありません。

俳優が明るくはつらつとした人を演じるときは、顔を上げて背すじを伸ばします。暗く意気消沈した人を演じるときは、うつむいて背中を丸めるといいます。姿勢で精神状態を表すためですが、これとは逆に、**姿勢を変えれば気分も変わります。**背中を丸めたり顔を下に向けたりするだけで暗く愁《うれ》いを帯びた気分になり、**背すじを伸ばして上を見ると明るい気分になる**という報告[*2]もあります。明るく爽快《そうかい》な気分で毎日を送るためにも、いい姿勢を維持することが重要です。

*1 意志とは無関係に血管や内臓の働きを支配する神経。交感神経と副交感神経がある。
*2「躯幹と顔面の角度が意識性に及ぼす影響」鈴木晶夫・春木豊（「心理学研究」62, 378-382.1992）

背すじを伸ばす方法

第3章

丸まった背中は何歳からでも自分で正せる！
背骨の丸まりによる
頸部痛・背部痛・腰痛を訴えて
受診しても
「年だからしかたがない」と
痛み止めの対症療法に終始し
悪化を許す例が今多い

背中が丸まって伸びないのはおなかと背中の筋力のアンバランスが原因。運動療法でおなかの縮みをゆるめて背中のゆるみを除き筋肉を強めれば、背骨の配列が正され何歳からでも首・背中・腰がピンと伸びてくる

いつも背中が丸まった姿勢のまま伸ばせなくなる主な原因の一つは、**おなか側の筋肉と背中側の筋肉の力のアンバランス**にあります。

正しい姿勢を保つには、おなか側・背中側両方の筋肉を絶妙に働かせながら、背骨が自然なS字カーブを描くように調節する必要があります。このように重力に対抗して姿勢を保つために働く筋肉は全身にあり、これを「抗重力筋」といいます（図参照）。ところが背中を丸める姿勢ばかり取っていると、おなか側・背中側の抗重力筋に悪いクセがついてしま

主な抗重力筋＊

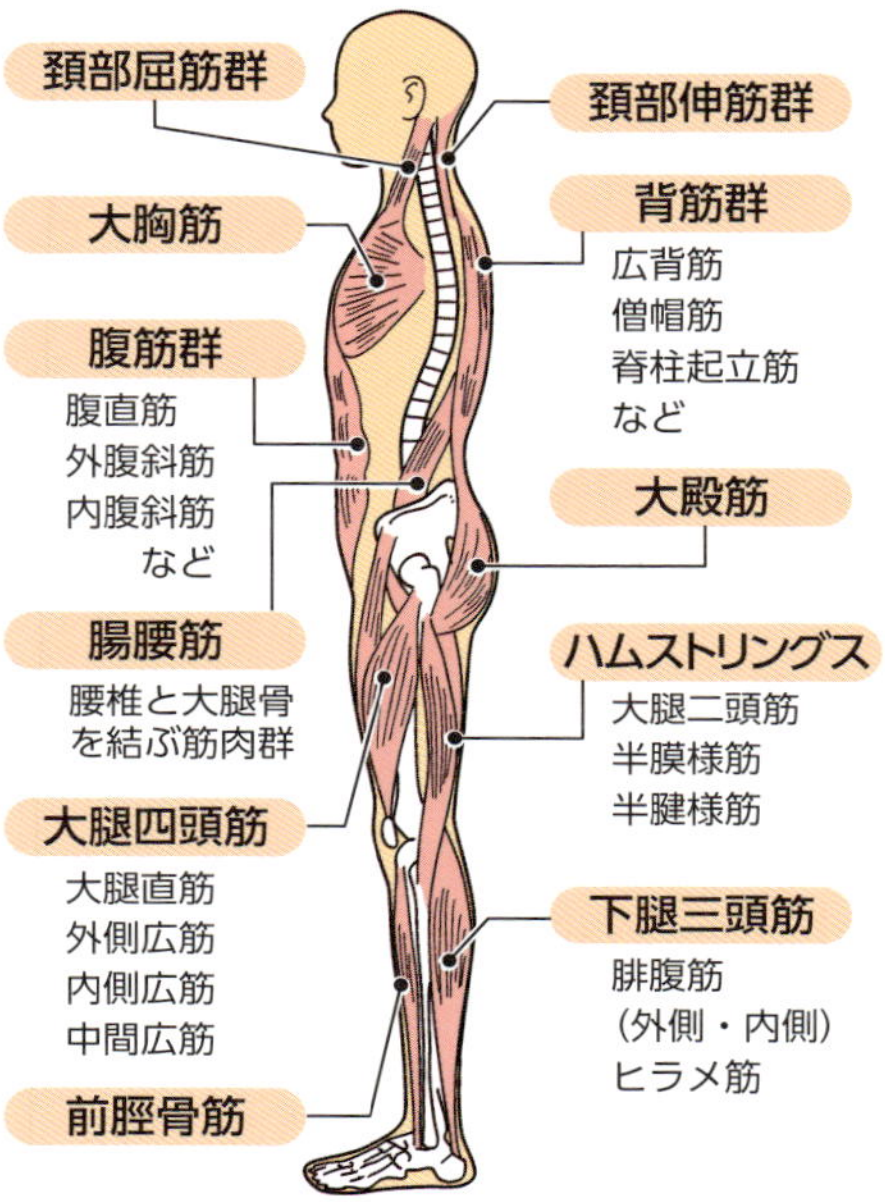
頚部屈筋群
頚部伸筋群
大胸筋
背筋群
広背筋
僧帽筋
脊柱起立筋
など
腹筋群
腹直筋
外腹斜筋
内腹斜筋
など
大殿筋
腸腰筋
腰椎と大腿骨を結ぶ筋肉群
ハムストリングス
大腿二頭筋
半膜様筋
半腱様筋
大腿四頭筋
大腿直筋
外側広筋
内側広筋
中間広筋
下腿三頭筋
腓腹筋
（外側・内側）
ヒラメ筋
前脛骨筋

＊これらのほか、何かにぶら下がるときに使う腕の筋肉（上腕二頭筋、三角筋など）も抗重力筋に分類される。

おなか・背中の筋力バランスを整えて姿勢改善

い、背中側の筋肉は伸びたまま、おなか側の筋肉は縮んだままで固まってしまいます。動かさない筋肉は衰えるので、ますます柔軟性を失っていきます。

おなか側・背中側のアンバランスを改善するためには、筋肉を動かして鍛える必要があります。ただ、鍛えるといっても、強い負荷をかけるようなきつい筋トレなどは必要ありません。誰にでも、何歳からでも簡単にできる**「1分体操」**で、**固まった筋肉をほぐして、しなやかに動かせるようにすればいい**のです。

筋肉が柔軟に動くようになれば、おなか側・背中側の筋肉がうまく働き、しっかりと背骨を支えることができるようになります。

実際、私の患者さんには、**1分体操を行って筋力のアンバランスが正された結果、背骨の配列が正されて、上の写真で示すように、首・背中・腰がピンと伸びるようになった人がおおぜいいます。**

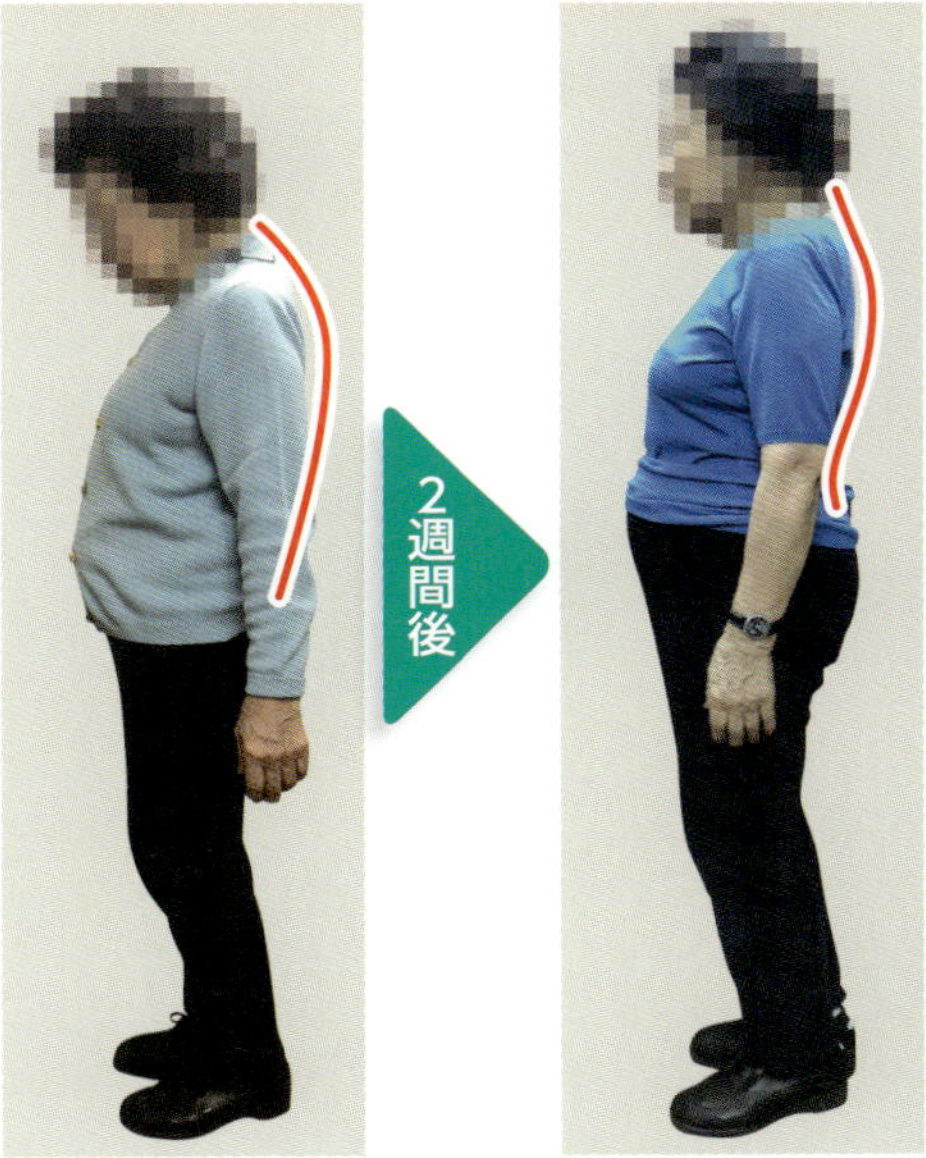

1分体操でおなか側と背中側の筋肉のアンバランスを正した結果、背骨の並びが整って3年来の首下がりと背中曲がりが改善し、いい姿勢を取れるようになった。

背中が丸まったまま固まっている人も
椎体骨折で背骨が曲がった人も、あきらめてはいけない!
骨を動かす筋肉を適度に鍛えて背骨を整える
専門外来式1分体操なら背すじが伸びる例もある

背骨の生理的弯曲《わんきょく》（22ページ参照）が失われ、背骨が丸まったまま固まっている場合は、単に姿勢が悪いのではなく**「成人脊柱《せきちゅう》変形」**と診断されます。原因は、椎間板《ついかんばん》（背骨の椎骨《ついこつ》と椎骨をつなぐ軟骨組織）が加齢によって変性してつぶれたり、子供のころに発症した＊特発性側弯《とくはつせいそくわん》症が悪化したり、骨粗鬆症《こつそしょうしょう》（骨がもろくなる病気）によって**背骨の圧迫骨折（椎体《ついたい》骨折）**を起こしたりといったことがあげられます。

特に高齢者では背骨の骨どうしが癒《ゆ》合《ごう》（くっつくこと）している例が多く見られます。背骨の骨どうしが癒合する原因には、知らぬまに圧迫骨折を起こす「いつのまにか骨折」、DISH《ディッシュ》（びまん性特発性骨増殖症）、強直性脊椎炎などがあります。

圧迫骨折では椎体がつぶれるように骨折しますが（次ページの図参照）、それに気づかずにいるうちに骨折した部位がそのまま癒合し、背骨が前に曲がってしまいます。DISHは全身の関節が徐々に硬くなる病気で、背骨で起こると背骨のしなや

＊小児期に起こる背骨が左右にねじれるように曲がる脊柱変形で、原因不明のもの。思春期の女子に多い。

圧迫骨折（椎体骨折）とは

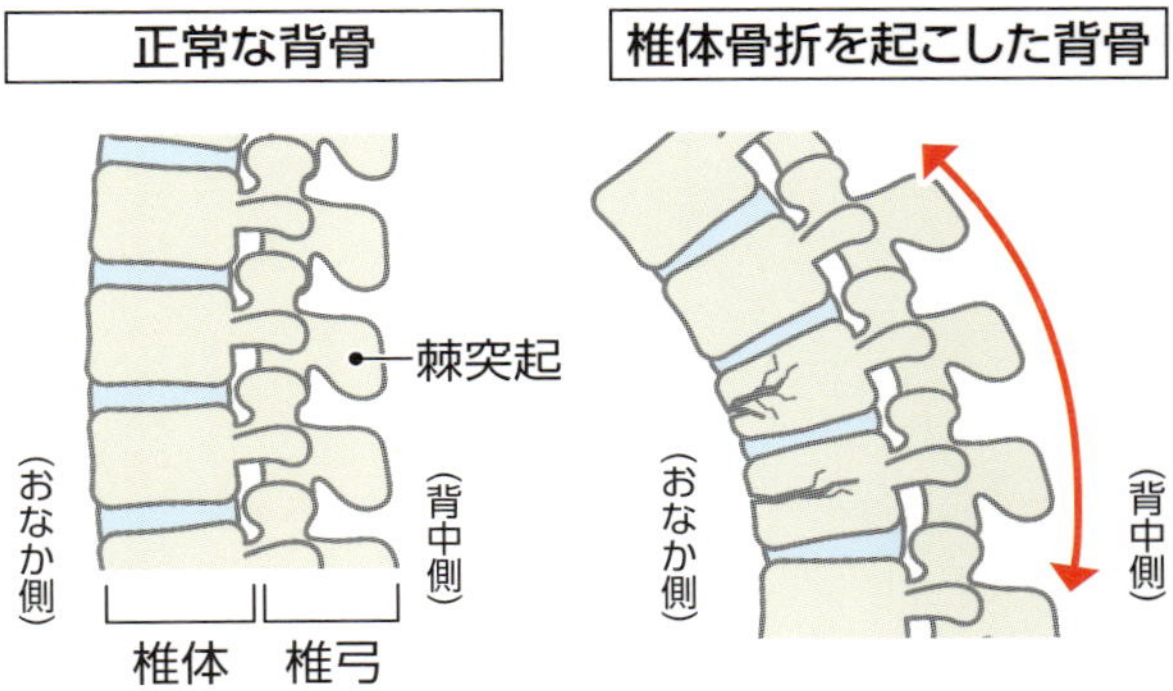
正常な背骨
棘突起
（おなか側）
（背中側）
椎体
椎弓
椎体骨折を起こした背骨
（おなか側）
（背中側）

かさが失われ、背中曲がりの原因になります。強直性脊椎炎は、高齢者というよりは10代後半から30代の男性に多く発症する、四肢《しし》の関節が慢性的な炎症によって障害されていく進行性の自己免疫疾患《しっかん》です。原因不明の難病で、背骨で進行すれば椎骨が癒合し、軽い外傷で骨折してしまうこともあります。

背骨が変形したまま固まっている場合、運動療法だけでまっすぐに戻すことは難しく、強い痛みや歩行困難など、生活に支障がある場合は手術も検討されます。

しかし、例外もあります。圧迫骨折を起こした部位が曲がったまままくっついて固まっていた人が運動療法を行い、手術をせずに背すじを伸ばせるようになった例もあります（107ページ参照）。固まったところ以外の椎骨は動かすことができるからです。私は患者さんに**「1分体操」**を行って**背骨を支える筋肉を適度に鍛える**ことで、背骨全体を整える指導をしています。その結果、**別人かと見間違えるほど姿勢がよくなり、背すじを伸ばすことができる患者さんが少なくありません。**

背中の丸まりに対する治療は痛みを抑える**対症療法**や**背骨の固定手術**だけではない！背骨を自分で動かし正す**「運動療法」を試し尽くす**のが肝心

背中が丸まり首・肩・腰に痛みを感じて医療機関を受診すると、問診や各種の検査の後、痛みやしびれの症状に対しては**消炎鎮痛薬**などが処方されます。ただ、**薬物療法は対症療法にすぎず、根本的な改善につながらないことがほとんど**です。症状に改善がなければ背骨を金属のボルトで固定して矯正する**固定手術**（116㌻参照）をすすめられ、**運動療法を十分に試さないうちに固定手術を受けている人も少なくない**と思われます。しかし、進行性の手足のマヒや排尿・排便障害（44㌻参照）がないかぎり、まずは脊椎脊髄《せきついせきずい》専門医による適切な診断後に、運動療法で自らの体を動かして姿勢の改善をめざしましょう。**「1分体操」**で首や体幹（胴体）の筋肉を強化して背骨や骨盤を動かすコツをつかみ、日常の生活動作なども見直して改善すれば、**手術を回避できる可能性は十分にある**からです。背骨が不安定な場合や強い痛みがある場合などは手術が必要になることもありますが、手術で背骨の並びが矯正された後も、運動療法で正しい姿勢を維持することは重要です。

セルフ
チェック

第4章

まずは背骨の状態を自分で確認！
あなたの背骨はどこが曲がっている？
背骨の専門外来式
「背骨セルフチェック」

注意！グーパーを速くできない、ボタンを留められない、手足のマヒ、排尿・排便が困難などこんな背骨の丸まりは危険！運動療法を試すより脊椎脊髄専門医の受診が急務

背骨が丸まって、首・肩・背中・足腰に痛み・しびれなどの症状があれば、まずは脊椎脊髄《せきついせきずい》専門医を受診することが重要です。というのは、症状によっては緊急性があったり、重い病気からきていたりする可能性もあるからです。例えば、**姿勢や動作とは関係なく絶えず背中が痛む場合や、腰に痛みがある場合、高熱がある場合**などは、**化膿性脊椎炎**《かのうせいせきついえん》*1や**脊椎に転移したがん**、**大動脈瘤**《だいどうみゃくりゅう》*2**・大動脈解離**《かいり》といった緊急性を要する病気の可能性もあります。これらの病気の疑いがあれば、疑わしい病気に応じて専門医に引き継いで診断を確定し、直ちに治療を進める必要があります。

また、次のような**神経症状**がある場合は、運動療法を試す前に**脊椎脊髄専門医を受診し、適切な診断を受ける必要**があります。

頚椎《けいつい》（背骨の首の部分）で脊髄が圧迫されると首や背中の痛み、手足のしびれから始まり、**文字が書きにくい、箸《はし》が使いにくい、**

巧緻運動障害

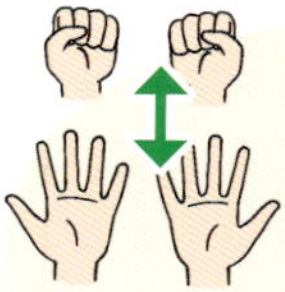

10秒間、両手でなるべく速くグーパーをくり返し、その回数が20回以下であれば、脊髄圧迫による巧緻運動障害などが疑われる。

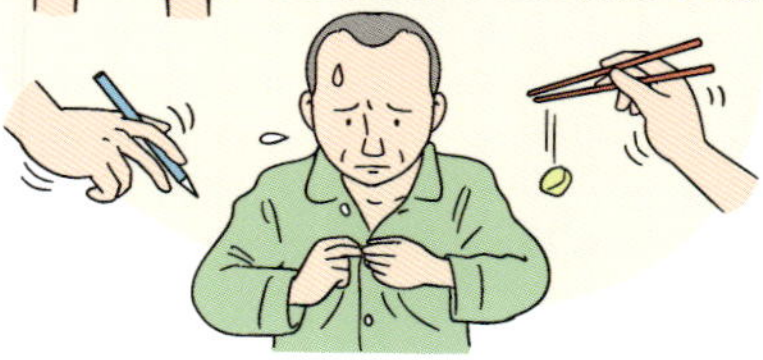

＊1 化膿性脊椎炎＝細菌が血流によって背骨に運ばれ炎症・化膿を起こして神経を障害する病気。
＊2 大動脈瘤・大動脈解離＝動脈硬化などで大動脈にこぶができたり血管が裂けたりする病気。

シャツのボタンがかけづらいなどの**手指の運動障害（巧緻《こうち》運動障害）**が出現し、進行すると**歩行障害**や**排尿・排便障害（頻尿・便秘・尿もれ・便もれ）**が現れる場合があります。胸椎（背骨の背中の部分）で脊髄が圧迫されると、**腰や背中の痛み、下肢《かし》の脱力、歩行障害、胸部あるいは下肢以下のしびれや感覚障害、排尿・排便障害**が生じることがあります。腰椎（背骨の腰の部分）で馬尾《ばび》が圧迫されると腰痛だけでなく下肢に症状が現れます。＊3**間欠性跛行《かんけつせいはこう》（こま切れにしか歩けなくなる症状）**や、重度の場合には、足に力が入らず爪先が垂れ下がる**下垂足**や**排尿・排便障害**が現れることがあります。

このように神経が圧迫される部位によって症状はさまざまですが、特に**進行性の手足の運動マヒや排尿・排便障害が現れている場合にはできるかぎり早期の手術が必要になることもある**ため、注意が必要です。

一方、神経症状がなくても、椎骨《ついこつ》が癒合（くっつくこと）して背骨の動きが制限される**後縦靭帯《じんたい》骨化症**、**黄色靭帯骨化症**、**強直性脊椎炎**などの難病、**DISH《ディッシュ》（びまん性特発性骨増殖症）**や**背骨の圧迫骨折（椎体《ついたい》骨折）**などの病気も、高齢社会を背景に増加傾向にあります。運動療法を始める前には脊椎脊髄専門医を受診して、これらの病気ではないかをチェックしておくことが必要です。

＊3 一定の時間や距離（100〜200メートル程度）を歩くと腰痛や坐骨神経痛（下肢の痛み・しびれ）、下肢の脱力が現れ、それ以上歩けなくなる症状。少し休むと症状が改善するため「間欠性跛行（＝一定の時間を置いて現れる歩行異常）」という。

背骨のどこが特に曲がっているかが見つかる「壁立ちチェック」
後頭部がつかなければ「①首ゆがみタイプ」
肩甲骨もつかなければ「②背中腰ゆがみタイプ」

実は、背骨は誰でも大なり小なりゆがんでいます。そのゆがみが大きくなると外見からもわかるようになり、「姿勢が悪い」ということになるのですが、背骨は首から腰まで24個もあり、自分ではどこが大きくゆがんでいるのかがわかりにくいものです。医療機関を受診してレントゲンなどの画像検査を行えば、特に曲がっている部位が明確になりますが、簡単な方法で、自分でも大まかなチェックをすることができます。多少のゆがみがあっても背骨の生理的彎曲《わんきょく》（22ジペー）が保たれていれば、後頭部・肩甲骨・お尻《しり》・かかとを垂直線上に揃えることができます。ところが、曲がっているところがあると、このうちのどこかが垂直線上からはずれます。

これを利用したセルフチェック法が次ジペーの**「壁立ちチェック」**です。壁に後頭部がつかなかければ首の部分が曲がった**①首ゆがみタイプ**、頭も肩甲骨も壁から離れてしまうなら背中が曲がった**②背中腰ゆがみタイプ**と判断できます。**このタイプに応じた「1分体操」を行うことが、背骨のゆがみを正すことにつながります。**

壁立ちチェック

1 いい姿勢を意識せず、自然な状態で壁を背にして立つ。

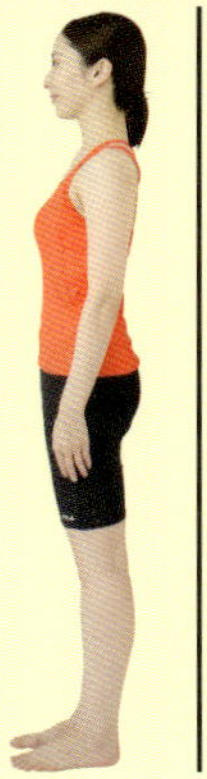

2 後ろに下がり、壁にかかととお尻（骨盤）をつける。

3 上体を起こし、力まずにふだんどおりに立って、後頭部と肩甲骨が壁につくかどうかを見る。

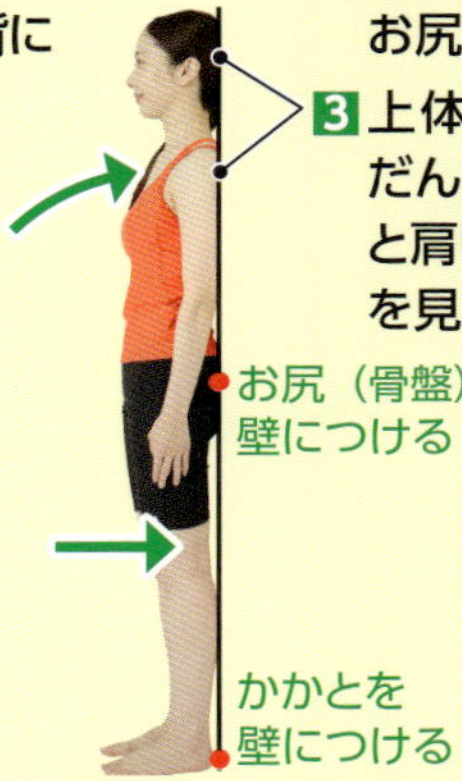
お尻（骨盤）を
壁につける
かかとを
壁につける

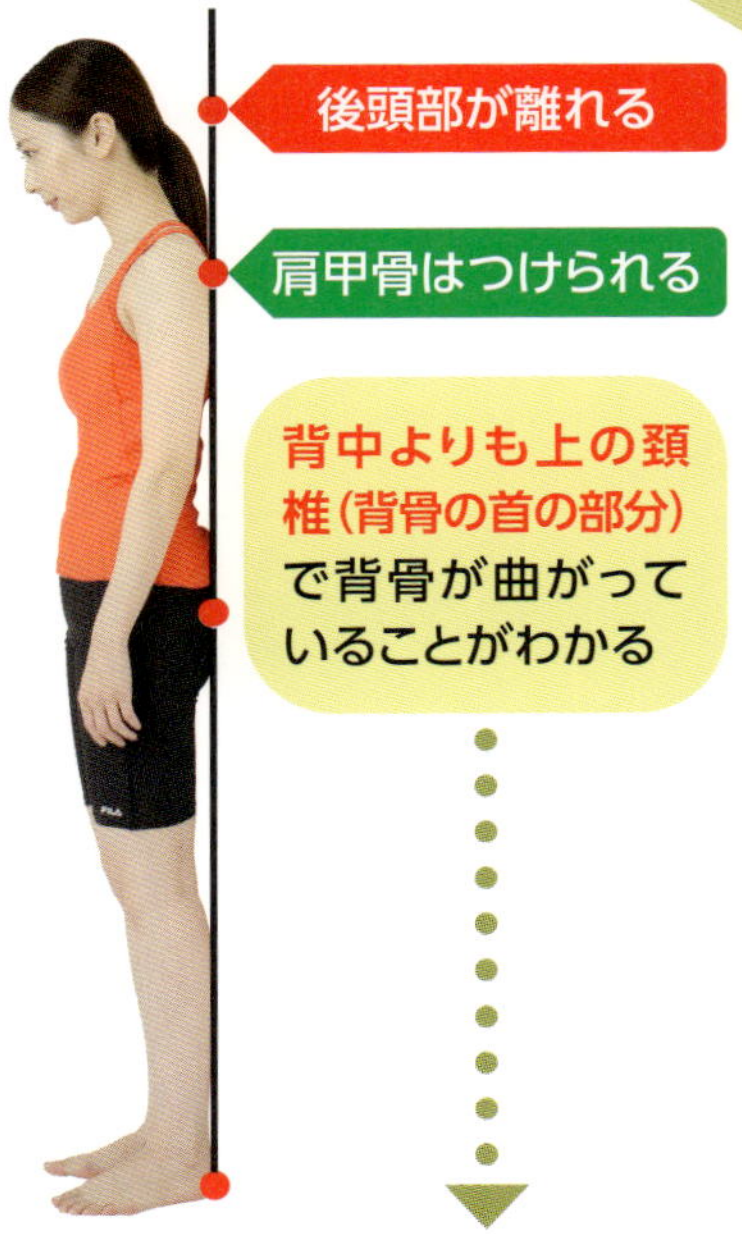
後頭部が離れる
肩甲骨はつけられる
背中よりも上の頚椎（背骨の首の部分）で背骨が曲がっていることがわかる

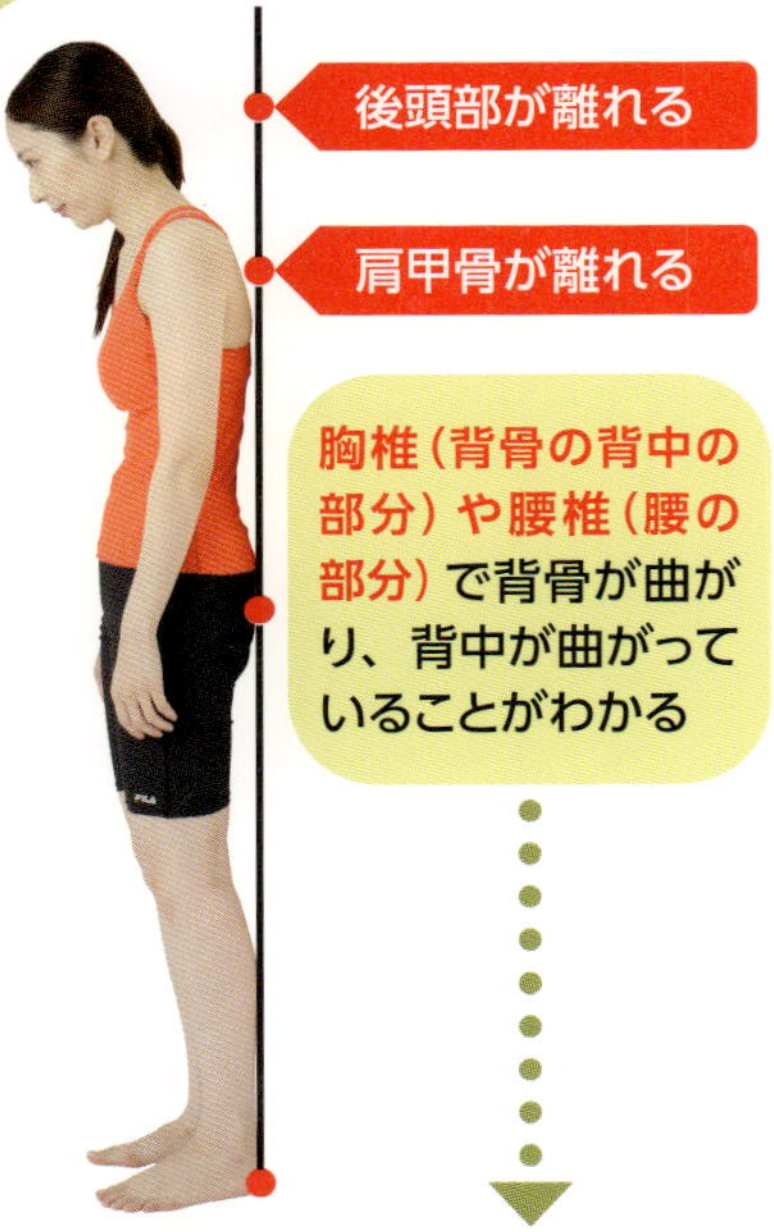
後頭部が離れる
肩甲骨が離れる
胸椎（背骨の背中の部分）や腰椎（腰の部分）で背骨が曲がり、背中が曲がっていることがわかる

1 首ゆがみタイプ

2 背中腰ゆがみタイプ

ゆがんだ背骨がどの程度固まって硬くなっているか、まだ軟らかくてゆがみを直しやすいか自分でわかる「あおむけチェック」と「うつぶせチェック」

背中が丸まった姿勢の主な原因の一つに、**背骨が丸まったまま固まって硬くなり、伸ばせなくなっている場合**があります。どの程度硬くなっているかを知るために、次㌻のセルフチェックをやってみましょう。

枕を使わずにあおむけに寝て、**後頭部・肩甲骨・お尻《しり》が床につくかどうかを見る「あおむけチェック」**では、後頭部や肩甲骨を床につけられず、後頭部を床につけようとすると背中やお尻（骨盤）が浮いてしまうような場合は、背骨が固まって硬くなっていると判断できます。また、うつぶせに寝て行う**「うつぶせチェック」**では、**みぞおちが床につくかどうか**を見ます。みぞおちが床につかない人は、背中や股《こ》関節が丸まったまま硬直していると考えられます。

硬直が弱いほうが背骨がまだ軟らかく、ゆがみを直しやすいですが、あきらめる必要はありません。**背骨の一部が硬くなっていても、「1分体操」で根気よく背骨全体を整えれば、いい姿勢を取り戻すことは可能**です。

注意　チェックを行うさいは、反動をつけて頭部を床につけないこと。
肩・腕・手指にかけて痛みやしびれが出たら、無理に行わないこと。

あおむけチェック

枕を使わずに、あおむけに寝る。

後頭部・肩甲骨・骨盤（お尻）がすべて床につく → ① **柔軟**タイプ

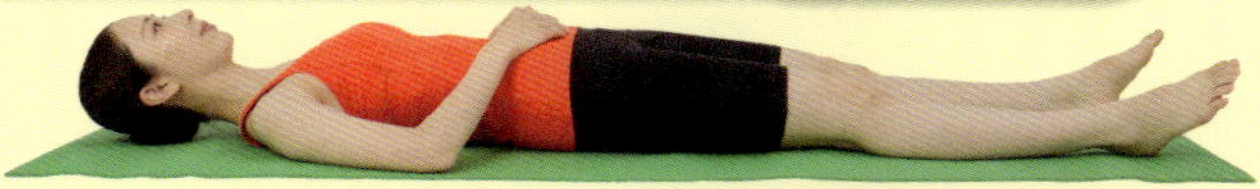

後頭部・肩甲骨・骨盤（お尻）のいずれかが床につかない → ② **硬直**タイプ

あおむけになると背中や腰に痛みを感じる場合は、無理をしないこと

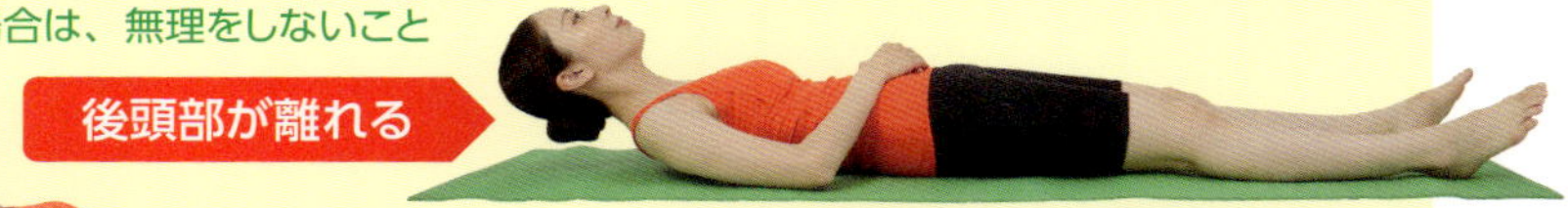
後頭部が離れる

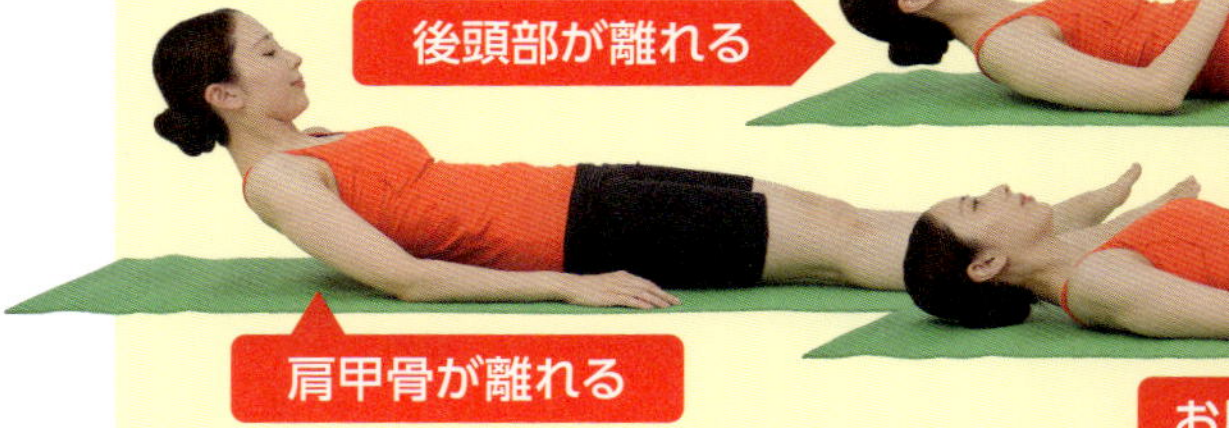
肩甲骨が離れる

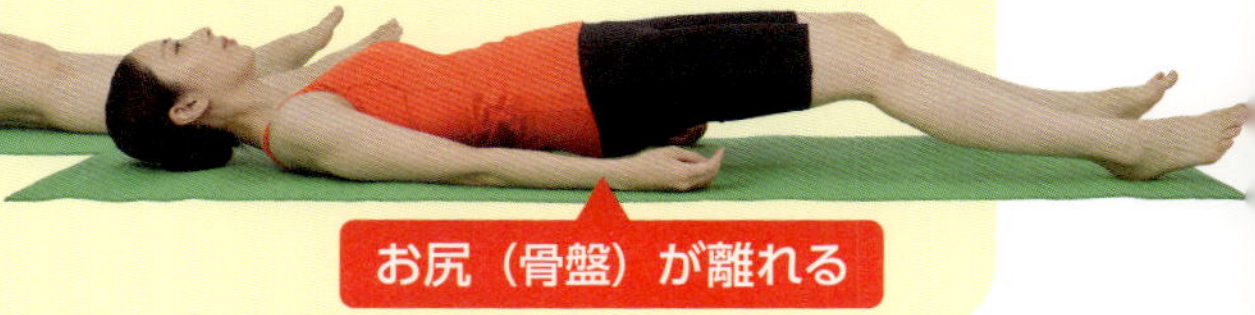
お尻（骨盤）が離れる

うつぶせチェック

うつぶせに寝る。

みぞおちが床に完全につく → ① **柔軟**タイプ

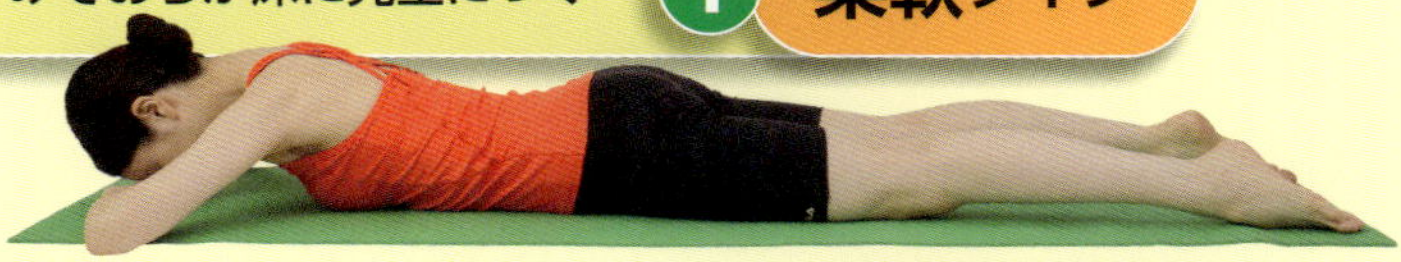

みぞおちが床につかない → ② **硬直**タイプ

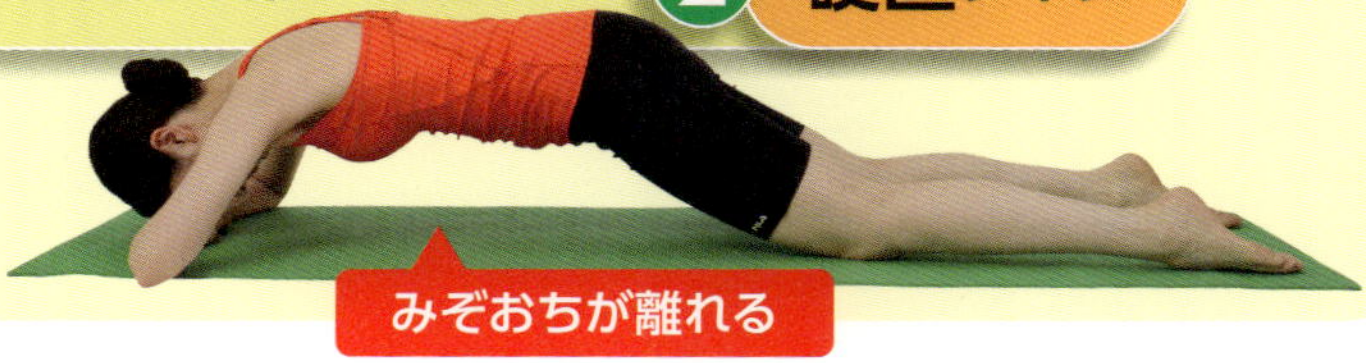
みぞおちが離れる

意外！骨盤の傾きや背骨の曲がりを左右する急所はなんと太もも！「もも裏チェック」と「前ももチェック」で硬さがあれば「もも裏のばし」と「前もものばし」が急務

背骨の下部にある仙骨《せんこつ》は、仙腸関節《せんちょうかんせつ》で腸骨《ちょうこつ》とつながって骨盤を形成しています（図参照）。関節といっても仙腸関節は靭帯《じんたい》（骨と骨をつなぐ丈夫な線維組織）で強く連結されていてほとんど動きません。そのため、骨盤を動かすと腰椎《ようつい》（背骨の腰の部分）も動き、骨盤が傾きすぎると腰椎が反りすぎたり丸まったりします。骨盤の傾きも背骨の曲がりに大きく影響するのです。

太ももの筋肉と背骨の関係

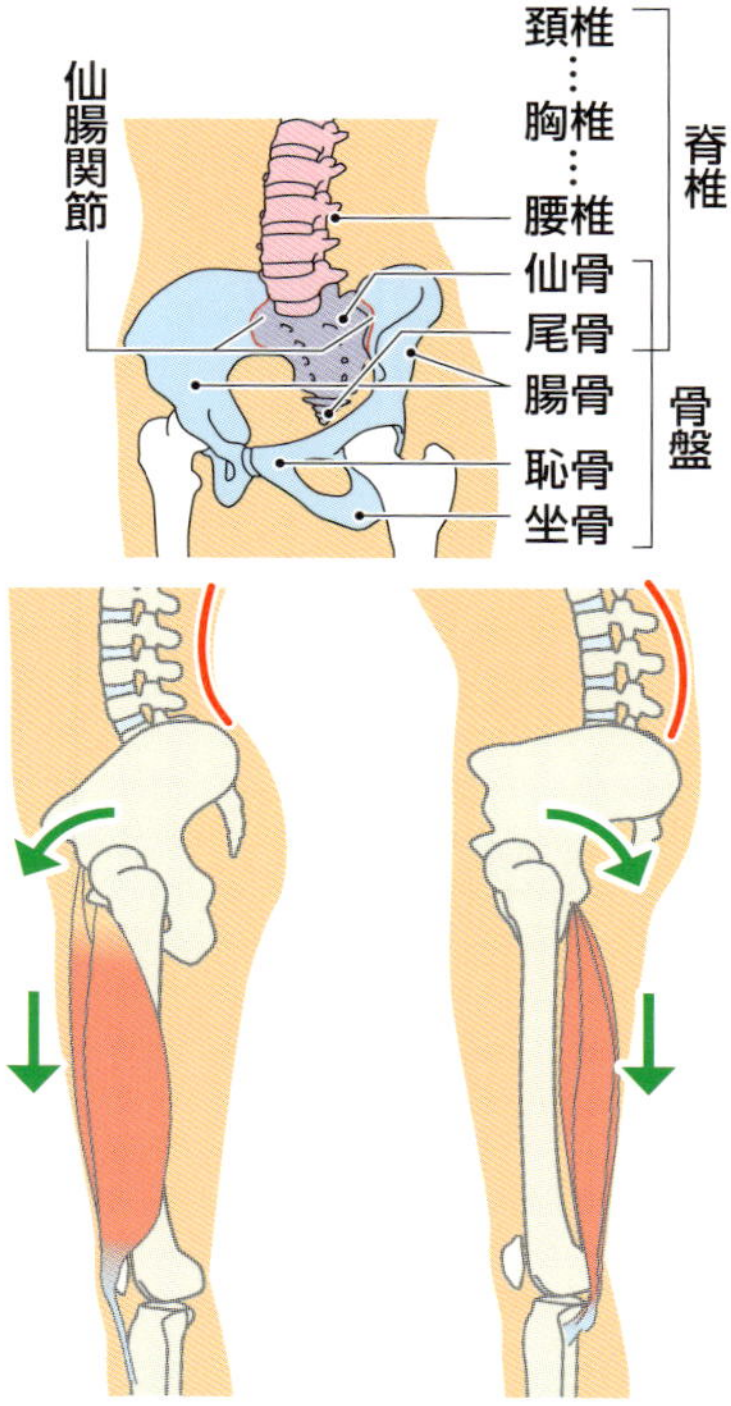

前ももが硬いと骨盤が後傾しづらくなり、反り腰が緩和しづらくなる。

もも裏が硬いと骨盤が前傾しづらくなり、背骨曲がりが緩和しづらくなる。

骨盤を動かすカギになる筋肉は、意外にも太ももの筋肉です。骨盤とひざやひざ裏をつなぐ太もも前面・背面の大きな筋肉群が固まって硬直して

前ももチェック

1 あおむけに寝て両足を伸ばす。
2 片足のひざ裏を抱え、ひざを胸のほうに引き寄せる。
3 もう片方の足をまっすぐに伸ばせるかどうかを見る。

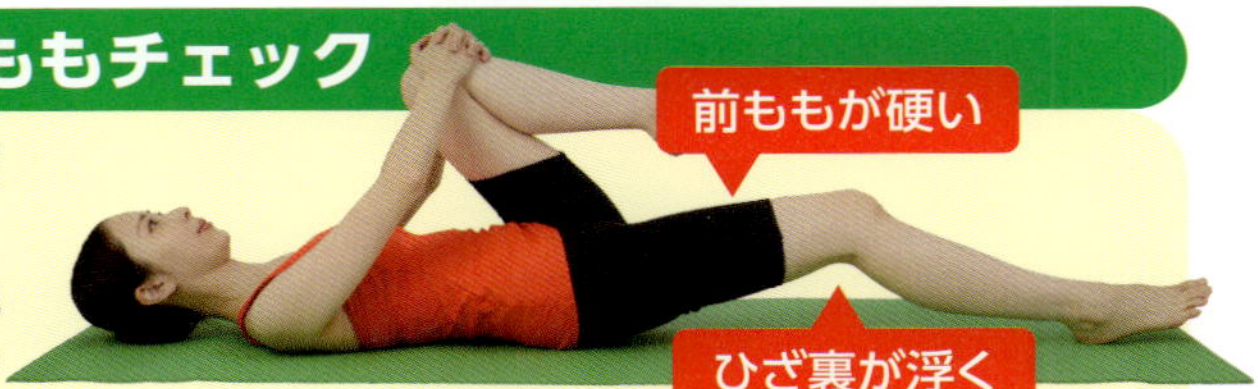

伸ばしたほうの足はそのままで、浮き上がらない → 1 **前もも柔軟**タイプ

伸ばしたほうの足のひざ裏がさらに浮き上がる → 2 **前もも硬直**タイプ

もも裏チェック

1 まっすぐに立つ。
2 体を前に曲げ、指先が足の爪先に届くかを見る。

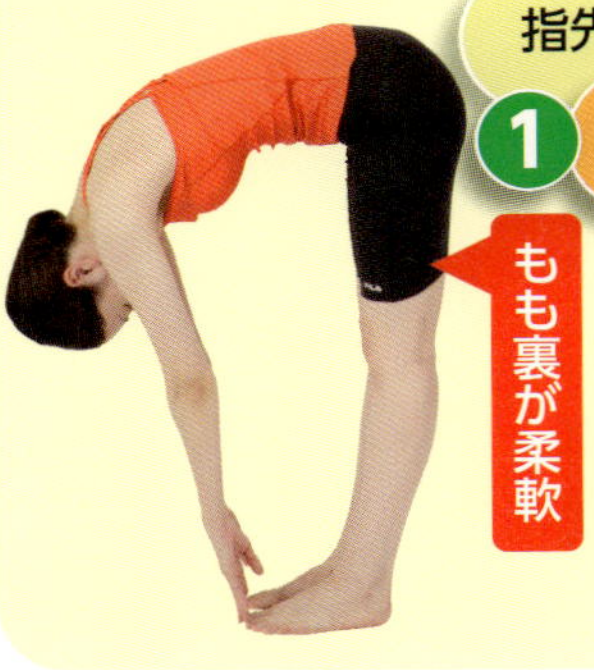

指先が足の爪先に届く → 1 **もも裏柔軟**タイプ

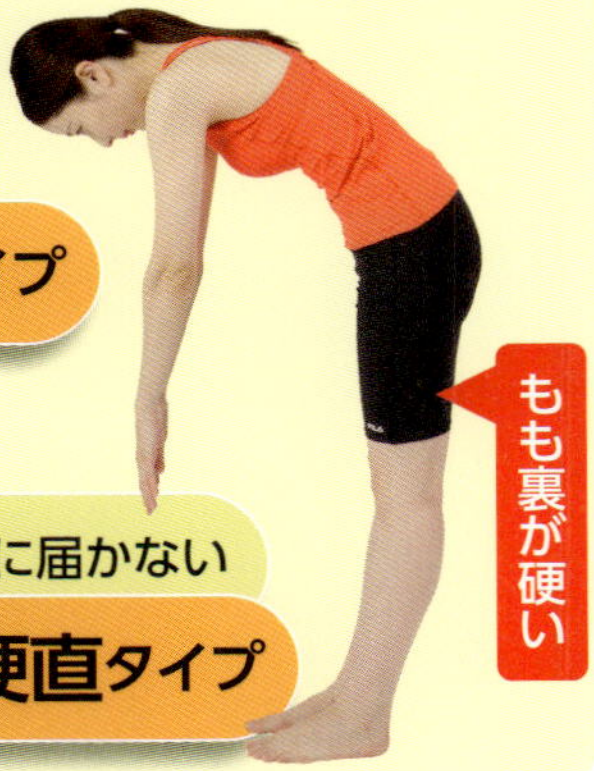

指先が足の爪先に届かない → 2 **もも裏硬直**タイプ

いると、骨盤がうまく動かせなくなるからです。**「前ももチェック」**と**「もも裏チェック」**で太ももの筋肉の硬さをチェックしましょう。どちらかが硬くなっていることがわかったら、骨盤周囲の筋肉や太ももの筋肉を柔軟にする「1分体操」の**「前もものばし」**や**「もも裏のばし」**（69〜70ページ参照）などを行えば、骨盤を正しい位置に保ち、背骨の曲がりを正すことができます。

今大問題！頭が下がって前を向けなくなり歩行困難や寝たきりを招く重度の背骨の丸まり「首下がり症候群」チェック

首を後ろへ反らす筋肉が働かなくなって首を上げられなくなる「首下《くびさ》がり症候群」は、一般に高齢の女性に多く、整形外科学会でも大きな話題となっている病気です。特定の病気やケガによるもの以外、大半は原因不明の特発性《とくはつせい》で、**姿勢の悪さ**に加えて**加齢に伴う筋力低下**などが影響していると思われます。高齢社会が進むとともに患者数は増加傾向ですが、現代は**スマホ操作**などで首が前に出た**ねこ背姿勢を取る若者**も多く、彼らが高齢になり筋力が低下する将来には、さらに発生率が高まるのではないかと懸念されます。

首下がりは、首が上がらないために前が見えなくなるだけではありません。のどが圧迫されて呼吸がしづらかったり、食べ物を飲み込みにくかったり、頸椎《けいつい》（背骨の首の部分）を通る脊髄《せきずい》が強く圧迫されれば手足がマヒしたり、排尿・排便障害が起こったりすることもあり、進行すれば歩行が困難になり寝たきりを招くこともあります。とはいえ、首が1日中下がったままの人はまれで、朝方は問題ないのに夕

うつむき首テスト

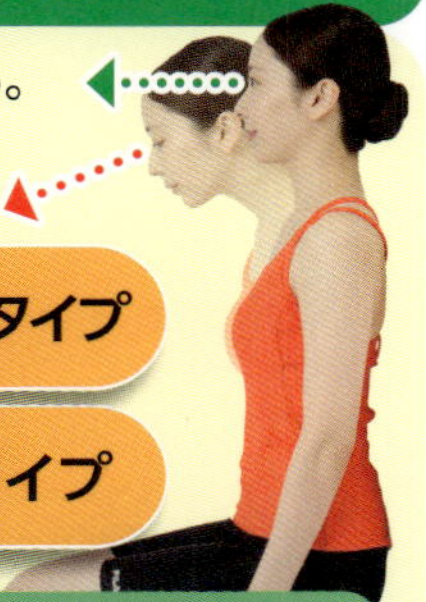

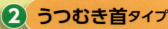

1 イスに腰かけ、お尻（骨盤）を背もたれにしっかりとつける。
2 顔を持ち上げ、正面の目の高さにある物を見る。
3 顔を完全に正面の物に5分以上向けられるかを見る。

顔を正面の物に向けられる ➡首下がり症候群ではない → 1 **非うつむき首タイプ**

顔を正面の物に向けられない ➡首下がり症候群の疑い → 2 **うつむき首タイプ**

うつむき首　タイプテスト

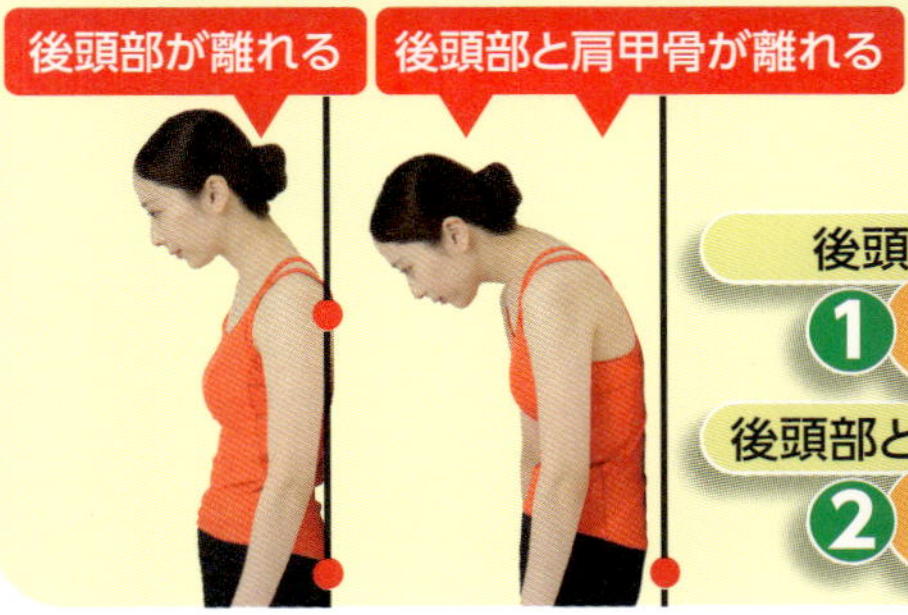

1 壁を背にして立ち、壁にかかととお尻（骨盤）をつける。
2 顔を持ち上げる。

後頭部のみ壁から離れる → 1 **首ゆがみタイプ**

後頭部と肩甲骨が壁から離れる → 2 **背中腰ゆがみタイプ**

方になると首が下がってくる人や、歩行時は首が垂れていても座って休めば首が上げられるようになる人もいます。

首下がりの疑いがないかは、イスに腰かけて顔を前方に向けられるかどうかを見る**「うつむき首テスト」**で比較的簡単にチェックできます。また、首から背中にかけてのどこで背骨が曲がってうつむき首になっているかは、壁に背を向けて立つか座って、壁からどこが離れてしまうかを見る**「うつむき首タイプテスト」**でチェックできます。ただし、診断の確定と原因の特定は各種の画像検査、血液検査などのくわしい検査が必要なので、チェックしてみて疑わしければ、早めに脊椎《せきつい》脊髄専門医を受診しましょう。

背骨のゆがみを招いている体の問題点がわかったら、背骨全体と問題部位を重点的に整える1分体操を実践！筋肉の力で丸まった背中も首も腰も伸びてくる

ここまでのチェックで、自分の背骨のどこが特に曲がっているか、どの程度固まっているか、また、骨盤の動きを妨げる太ももの筋肉の硬さがないかなど、姿勢を悪くしている体の問題点のあらましが判明したことと思います。

手足のマヒや排尿・排便障害がある場合はなるべく早く、また、首下《くびさ》がり症候群の疑いがある場合も早めに専門医を受診すべきですが、それ以外なら、47ページの壁立ちチェックで判明したゆがみタイプに応じた「1分体操」を始めてみましょう。まずは**おなかと背中の筋肉のバランスを整えてから部位別プログラムの1分体操で体を動かせば**、こり固まっていた筋肉が活性化し、**丸まった背中・腰・首が伸びて、気持ちよく正しい姿勢を取れるようになります。**

ゆがみタイプに応じた1分体操

おなかと背中の筋肉のバランスを整える

全身整体 おなかのばし・背骨起こし➡第5章

部位別プログラム

首ゆがみタイプ➡第6章	胸開き・胸のばし ➡ 74ページ 水平ひじ引き ➡ 76ページ 後頭部おしつけ ➡ 78ページ あご引き体操 ➡ 80ページ
背中腰ゆがみタイプ➡第7章	背中枕ストレッチ ➡ 84ページ 胸開き背中回旋ストレッチ ➡ 86ページ 壁つけおなかのばし ➡ 88ページ
骨盤・股関節整体➡第8章	もも裏のばし ➡ 94ページ 腸腰筋のばし ➡ 96ページ 骨盤前後傾エクサ ➡ 98ページ

全身整体

第5章

背骨の固定手術は最終手段！　運動療法＝自分で治す！

筋肉に引っぱられて位置が決まる背骨の配列を1分体操で整える！

有効率90％の全身整体「おなかのばし」「背骨起こし」

背骨が丸まったところだけ動かしても効果薄！
背骨の配列を全身から整える 寝たままできる「全身整体」

みなさんは、「ねこ背になっていますよ」と指摘されたら、どうするでしょうか。おそらくうつむいた顔を上げて背すじを伸ばそうとするでしょう。しかし、それだけでいい姿勢をずっと保ちつづけることは難しく、しばらくするとまた同じように背中が丸まり、ねこ背に戻ってしまうことでしょう。それはなぜでしょうか。

「悪い姿勢がクセになっているから」といえば簡単ですが、根本的な原因は、**長い間続けてきた、背中を丸めた「いつもの姿勢」をらくに感じるから**です。

実際、**背中が丸まった人は、背すじを伸ばした姿勢を意識して続けると疲れを感じることが多い**ものです。**首や肩のこり、腰の痛みなどの不調**が姿勢の悪さからきていると頭でわかっていても、長年の悪い姿勢をなかなか改められない理由は、ここにあります。

本来、背骨の生理的彎曲《わんきょく》（22ページ参照）が保たれた「いい姿勢」こそ体に無理な負担がかからずらくに感じられる姿勢のはずなのに、背中を丸めた「悪い姿勢」をらくに感じてしまうわけです。

なぜこうしたことが起こるかというと、丸まった背骨の状態に合わせて、体のほかの部位で無意識のうちに関節の角度や筋肉の緊張具合を調節し、悪い姿勢なりに体のバランスを取ってくれるからです。

背すじだけを伸ばそうとしても、それだけでは体のほかの部位とのバランスが取れず、すぐにいつもの姿勢に戻ったり、疲れたりしてしまいます。静止した状態でいい姿勢が取れたとしても、毎日の生活で体を動かしているうちに姿勢がくずれて、いつのまにかもとの悪い姿勢に戻ってしまうわけです。

静止しているときも立ち歩いているときも、どんな体の動かし方をしても、いつもいい姿勢を保てるようになるためには、背骨が丸まったところだけを正すのではなく、**背骨全体の配列を整える「全身整体」が必要**です。

まずは悪い姿勢なりに**固く縮んでしまった筋肉をほぐすところからスタート**です。重力に対抗して姿勢を保つために働く筋肉（抗重力筋。38ページ参照）のうち、**背骨を支えるおなか側の筋肉や背中側の筋肉**とともに、**背骨のゆがみにつながる骨盤の傾きを左右する前ももやもも裏の筋肉**を整えましょう。これらの筋肉を「1分体操」で動かし、柔軟にしていくことが先決です。

1週間続けるごとに効果測定！継続するか方針転換するかを決める1週間チェックで改善・不変なら継続、悪化するなら別の方法を試す

姿勢がくずれて背骨が曲がる原因は一つではありません。姿勢を保つ筋肉の衰えやアンバランス、骨盤の傾きすぎ、背骨の動きの硬さなど、人それぞれの原因があり、いくつかが複合して起こることもあります。運動療法を始めるにしても、どこから取り組めばいいのか迷うこともあるでしょう。そこで**最初の1週間は、どんなケースでも大切な、姿勢を保つための筋肉をほぐして全身のバランスを整える「1分体操」を試しましょう。**おなかの筋肉を伸ばす**「寝たまま背伸び」**（62ページ）**「寝たままバンザイ」**（63ページ）、背骨を起こし背中の筋肉を強化する**「うつぶせ胸離し」**（66ページ）、太ももの筋肉を柔軟にする**「うつぶせお尻《しり》たたき」**（69ページ）**「あおむけひざ抱え」**（70ページ）で、姿勢を維持するために重要な全身の筋肉を整えます。そうして毎日継続して1週間後、こりや痛みなどの症状や、姿勢の変化をチェックします。**改善したか、あるいは変化がなければ、もう1週間続けます。万が一悪化した場合は週の途中であっても中止し、主治医に相談のうえ別の方法を試しましょう。**

全身整体プログラム 1週間チェック

行った1分体操に○をつける。1週間、2週間と続けるごとに、痛みなどの症状に変化があったか、姿勢の改善が見られたかをチェックする

	1日目	2日目	3日目	4日目	5日目	6日目	7日目
寝たまま背伸び→62ページ							
寝たままバンザイ→63ページ							
うつぶせ胸離し→66ページ							
うつぶせお尻たたき→69ページ							
あおむけひざ抱え→70ページ							

1週間後チェック

（症状の変化）

（姿勢の変化）

	8日目	9日目	10日目	11日目	12日目	13日目	14日目
寝たまま背伸び→62ページ							
寝たままバンザイ→63ページ							
うつぶせ胸離し→66ページ							
うつぶせお尻たたき→69ページ							
あおむけひざ抱え→70ページ							

2週間後チェック

（症状の変化）

（姿勢の変化）

（コピーしてお使いください）

背骨のゆがみ正しには、縮んだおなかを伸ばすのがまず肝心で、簡単一番は寝たままおなかのばし

突然ですが、昔から日本でエビが縁起物とされるのは、「エビのように腰が曲がるまで長生きするように」という願いが込められていることはよく知られています。ただ、現代ではねこ背や腰曲がりは健康上よくないことがわかっているので、年を重ねてもエビのようにはならないようにしたいものです。

エビの体が丸まっているのは、敵に襲われたときに跳ねて逃げられるようおなか側に強い筋肉が通っているからです。たんぱく質でできた筋肉は加熱するといっそう縮むので、調理時はおなか側に切り込みを入れ、曲がらないように伸ばします。

人間もおなか側の筋肉ばかりが縮めば、加熱したエビのように体が丸まってしまいます。ただ、人間の場合はおなかに切り込みを入れなくても、**縮こまったおなかの筋肉を軟らかくすれば、丸まった背すじを伸ばすことができます**。

おなかの筋肉を柔軟にして伸ばす方法として、**寝たままで簡単にできる「1分体操」の「おなかのばし」がおすすめ**です。

あおむけに寝るだけでもおなか側の筋肉は体を支える役割から解放されてゆるみますが、**「寝たまま背伸び」**（62ページ）は、おなかの筋肉をさらにゆるめると同時に、背伸びをすることで背骨の椎間《ついかん》（椎骨と椎骨の間）を広げる効果があります。椎間が広がれば背骨が動かしやすくなり、どんな動きをしても背中を伸ばしたいい姿勢を保ちやすくなります。手足につながる神経の圧迫も軽減されることもあるので、**痛みやしびれの改善に有効となる場合もあります。**

「寝たままバンザイ」（63ページ）は、腕を大きく動かしてバンザイすることで、おなかの筋肉をゆるめながら胸郭《きょうかく》（肋骨《ろっこつ》で囲まれた部位）を広げ、背骨をさらに気持ちよく伸ばすことができる1分体操です。どちらも寝たままできるので**転倒の心配もなく、体を動かすことに慣れていない人も、安心して行うことができます。***朝と夜に行う習慣をつけるといいでしょう。

朝目覚めて起き上がる前に行えば、おなかの筋肉がすっきりと伸びて、**日中もいい姿勢や背骨の配列を保持しやすくなります。**就寝前に行えば、その日1日の疲れからくる筋肉のこわばりをほぐすことができます。

日中も横になれる機会があれば行いましょう。**背中を丸めるクセを短い時間でリセットでき、姿勢を整えるために役立ちます。**

＊ベッドでは軟らかすぎたり弾んでしまったりする場合は、床に布団かヨガマットなどを敷いて行うといい。

おなかのばし

寝たまま背伸び

1セット1分

体操の効果

おなか側の筋肉を伸ばして硬直をゆるめる。背骨の椎間（椎骨と椎骨の間）を広げる静的ストレッチ。

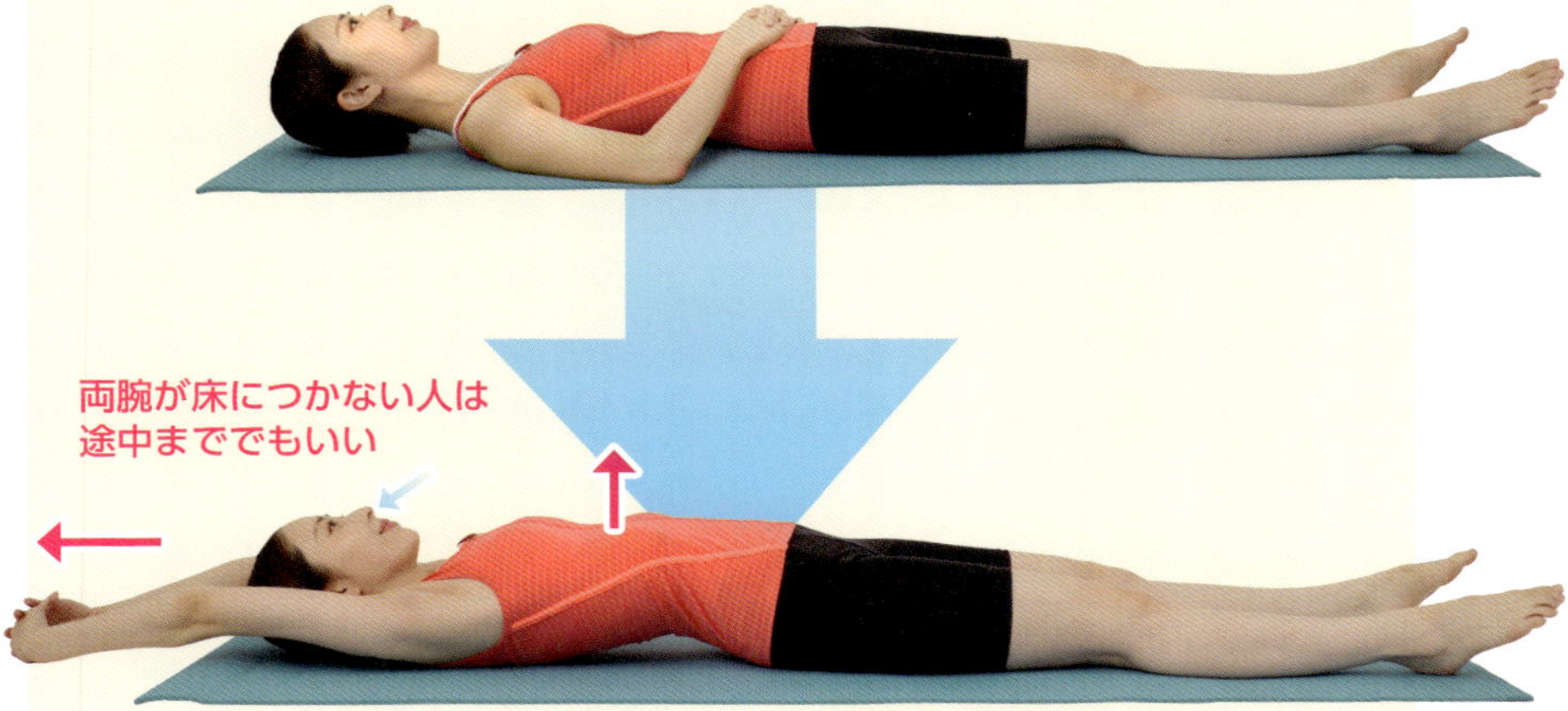

両腕が床につかない人は途中まででもいい

腰に痛みがある場合は、腰を反らしすぎないように注意しましょう。

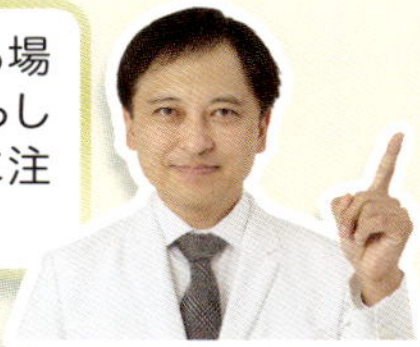

❶〜❸を10回くり返して1セットで約1分

1日3セットを目安に行う

1. あおむけに寝て、おなかの上で両手を組む。
2. 両腕を頭上に伸ばし、鼻から胸いっぱいに息を吸う。息を吸うとき、おなかを天井に近づけるイメージで、背伸びをするようにおなかをじっくり伸ばす。
3. 口から息を吐きながら、ゆっくりと❶の姿勢に戻る。

全身整体

おなかのばし

寝たままバンザイ

1セット1分

体操の効果

おなか側の筋肉を伸ばして硬直をゆるめながら、胸郭を広げて背中を伸ばす動的ストレッチ。

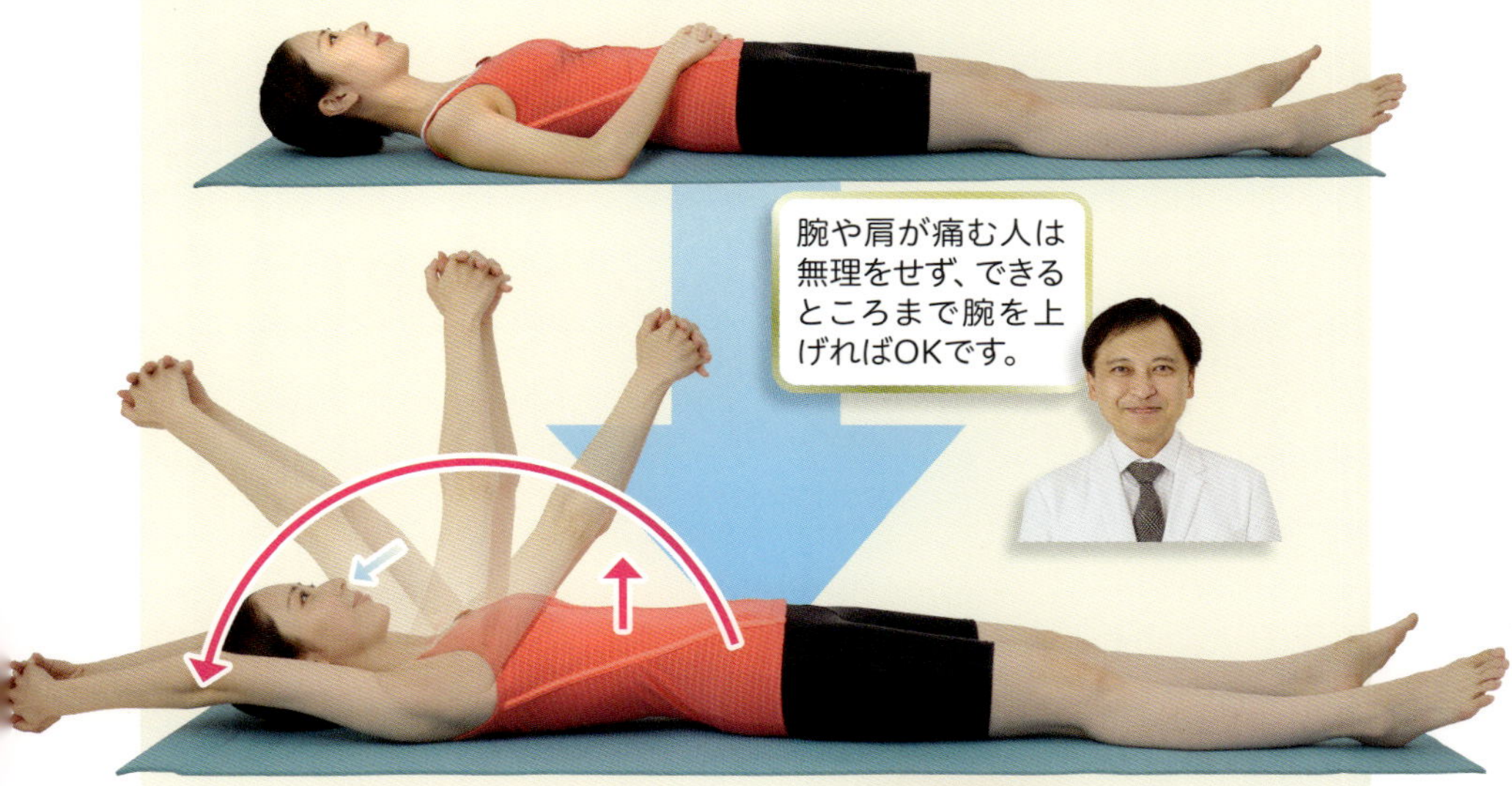
腕や肩が痛む人は無理をせず、できるところまで腕を上げればOKです。

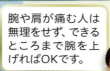

腰に痛みがある場合は、腰を反らしすぎないよう注意

❶〜❸を10回くり返して1セットで約1分

1日3セットを目安に行う

1. あおむけに寝て、おなかの上で両手を組む。
2. 鼻から息を吸いながら、ゆっくりと腕を頭上まで上げる。息を吸うとき、おなかを天井に近づけるイメージで、背中を反らせておなかと胸を伸ばす。
3. 口から息を吐きながら、ゆっくりと❶の姿勢に戻る。

加えて、寝たまま「うつぶせ胸離し」も行えば、ゆるんだ背中の筋肉も強化でき、丸まった背骨を引き起こす力が回復

背中が丸まる原因の一つは、おなか側の筋肉と背中側の筋肉の力のアンバランスにあります。いい姿勢を取るためには、**縮んで硬くなったおなかの筋肉を伸ばすと同時に、弱った背中の筋肉を活動させる必要があります**。

私たち人間が進化の過程で背骨を起こして直立するときには、首から背中、腰にかけて、背骨に沿うように**「脊柱起立筋《せきちゅう》」**という筋肉群が発達しました。最も深部には**「多裂筋《たれつ》」**という筋肉があり、椎骨《ついこつ》どうしを一つ一つつなぎ留めて安定させる役割を果たしています。脊柱起立筋は名前のとおり脊柱（背骨）を起立させ、背中を安定させる働きを担っています。

これらの筋肉をしっかりと働かせることで、丸まった背骨を引き起こし、安定したいい姿勢を取ることが可能になります。

長い間、背中を丸めた姿勢を続けていると、本来は背中を安定させるために働く背面の筋肉があまり使われず、衰えてしまいます。

背骨を起こす背面の筋肉

（背面から見たところ）

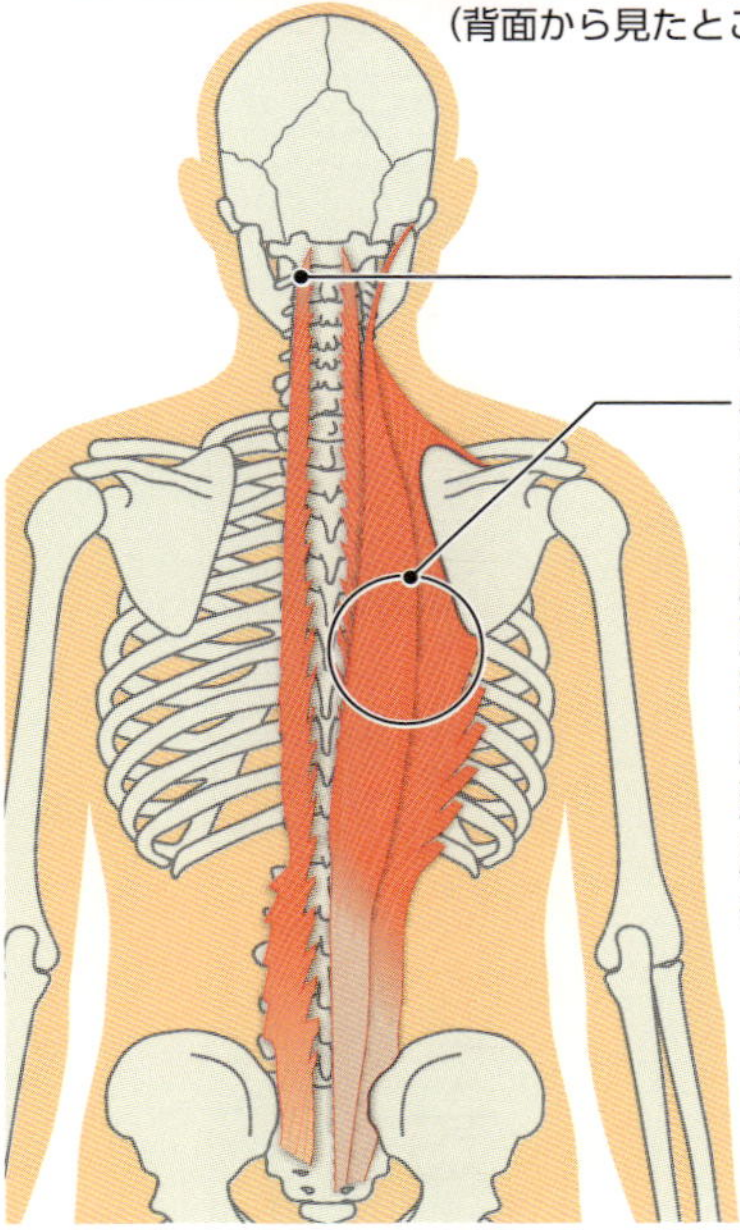
多裂筋（最も深部にある）
脊柱起立筋
頸腸肋筋
胸腸肋筋
腰腸肋筋
頭最長筋
頸最長筋
胸最長筋
頸棘筋
胸棘筋
多裂筋
などの総称

一方で脊柱起立筋は、重い頭を支えるために常に緊張しつづけています。背中の丸まりが強まるほど、脊柱起立筋にかかる負担がさらに大きくなり、首・背中・腰の痛み、首こり・肩こりなどの不調を招きます（25ページ参照）。

ゆるんだ背中の筋肉を強化するには、寝たまま行う**背骨起こしの1分体操「うつぶせ胸離し」**（66ページ）がおすすめです。**うつぶせに寝て上体を起こしてキープするだけの簡単な体操ですが、首から背中、腰にかけての背面の筋肉全体を動かして活性化することができます。**

寝たままできるので転倒の心配がなく、安心して行えます。起床時や就寝時に布団の上で、「寝たまま背伸び」（62ページ）「寝たままバンザイ」（63ページ）と連続して行う習慣をつけるといいでしょう。**丸まった背中が気持ちよく伸びて体が動かしやすくなり、いい姿勢を保ちやすくなります。**

背骨起こし

うつぶせ胸離し

1セット**1**分

体操の効果　背骨を起こす背中の筋肉を強化し、背すじを伸ばす力を強める。

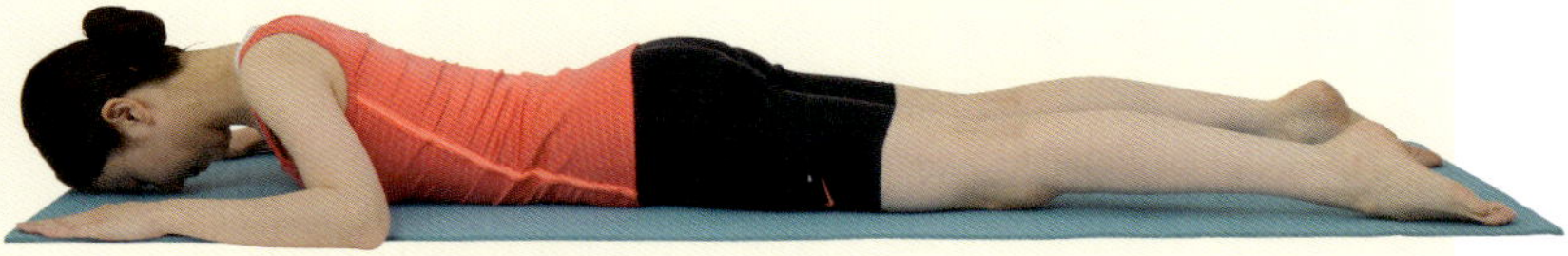

腕や肩の力を抜くと、効果的に背骨を伸ばすことができます。

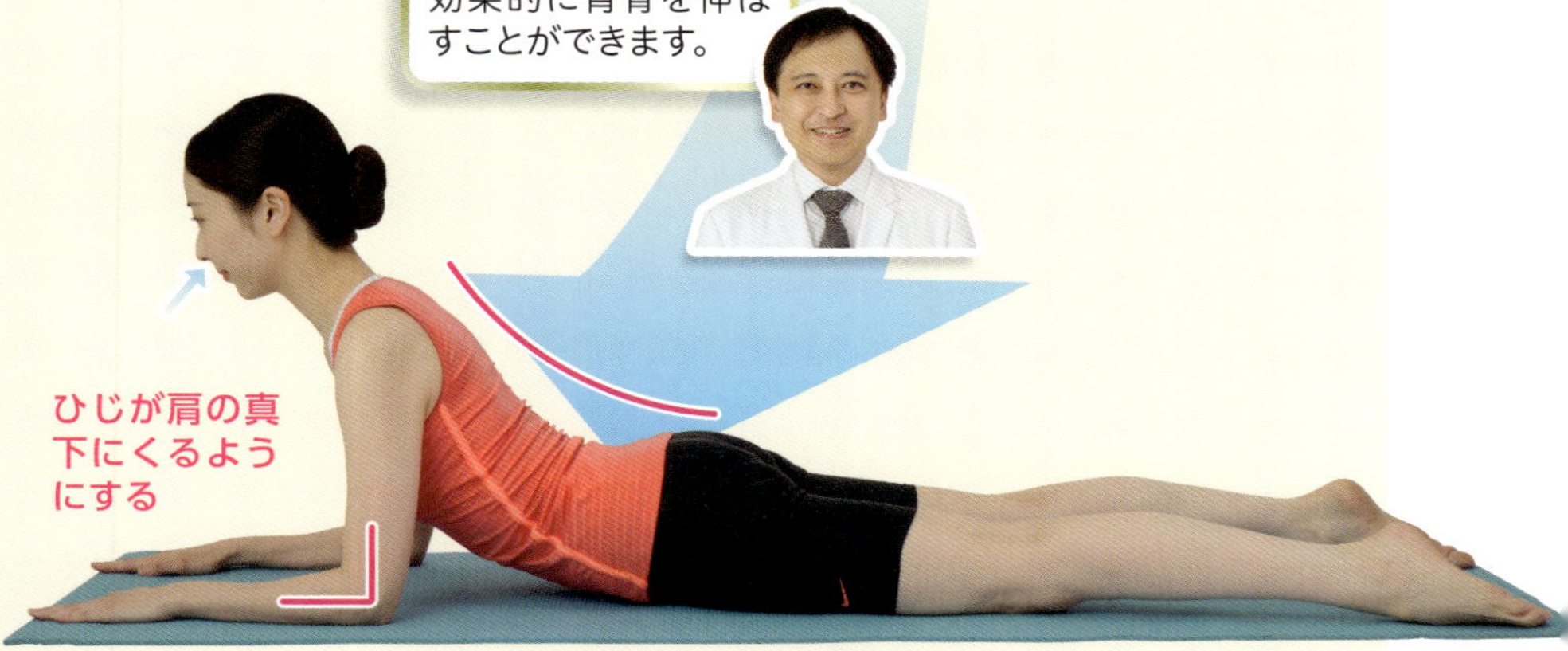
ひじが肩の真下にくるようにする
腰骨が床から離れないように注意

1. 両ひじを曲げてうつぶせに寝る。

2. 鼻から息を吸いながら、両ひじで床を押すようにして上体を起こす。

効力アップ法

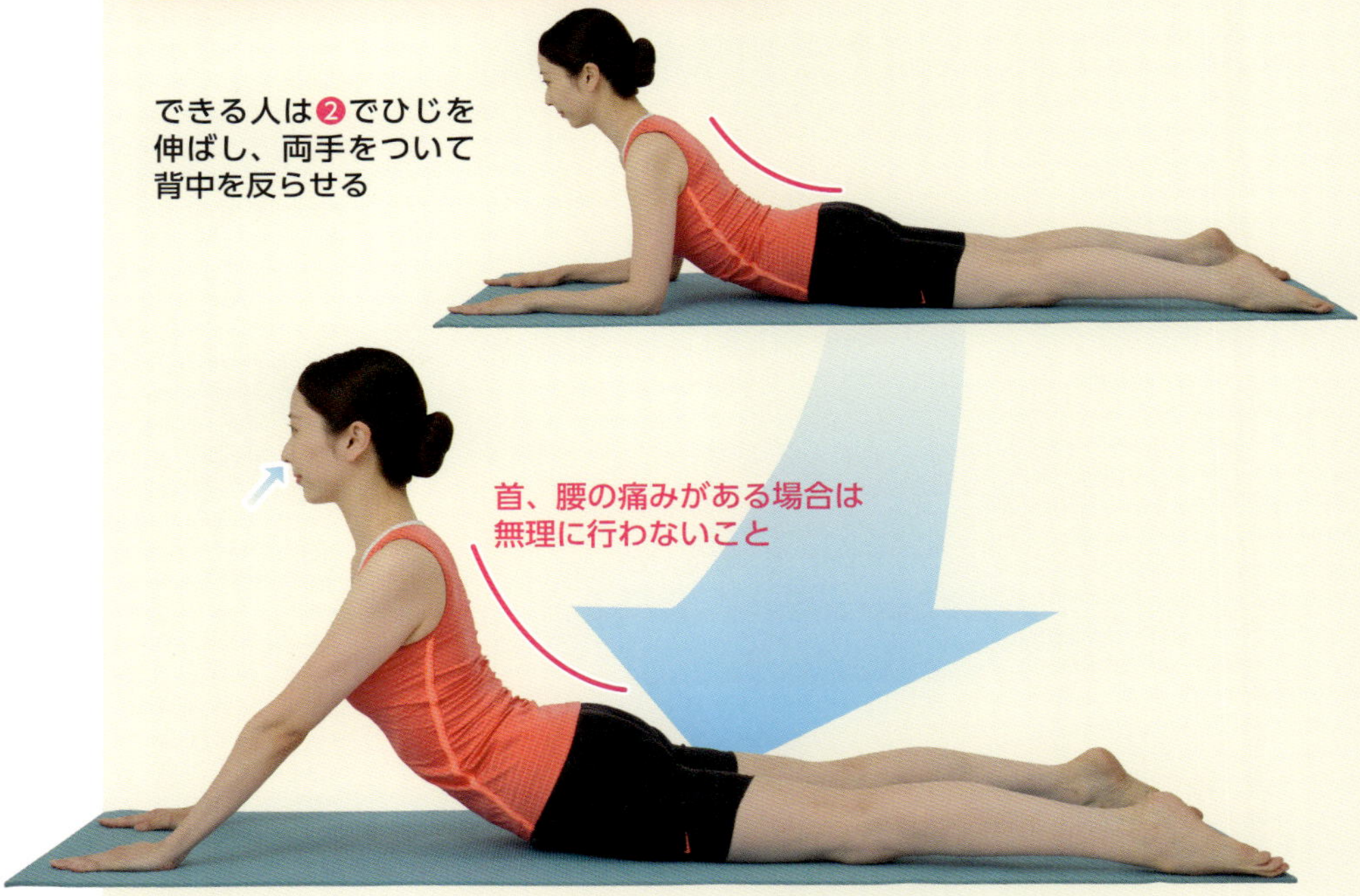
できる人は❷でひじを伸ばし、両手をついて背中を反らせる
首、腰の痛みがある場合は無理に行わないこと
腰骨が床から離れないように注意

❶〜❹を行って1セットで約1分

1日3セットを目安に行う

❸ 上体を起こし切ったところでキープし、ゆっくりと深呼吸を10回行う。

❹ 口から息を吐きながら、ゆっくりと❶の姿勢に戻る。

さらにうつぶせお尻たたきとあおむけひざ抱えを行えば、縮んだ太ももが伸びて骨盤の可動性が回復し、背骨を引き起こす力がさらに強まる

背骨と骨盤は仙腸関節《せんちょうかんせつ》という関節でつながっていて連動するため、**骨盤の傾きは背骨のゆがみに深く関係**しています（50ページ参照）。前ももには、骨盤とひざをつなぐ**「大腿四頭筋《だいたいしとうきん》」**という大きな筋肉群があります。もも裏には**「ハムストリングス」**という大きな筋肉群があり、骨盤とひざ裏をつないでいます。どちらかが硬く縮んでいると骨盤がなめらかに動かせずに過剰に後傾または前傾し、腰が丸まったり反りすぎたりして、背骨の自然なカーブがくずれる原因になります。

寝たままできる1分体操で、太ももの筋肉を柔軟にしましょう。うつぶせで行う**「うつぶせお尻《しり》たたき」**は前もも、あおむけで行う**「あおむけひざ抱え」**はもも裏を柔軟にする効果があり、骨盤の可動性を回復し、背骨を引き起こす力をさらに強めることができます。

太ももの筋肉と骨盤の傾き

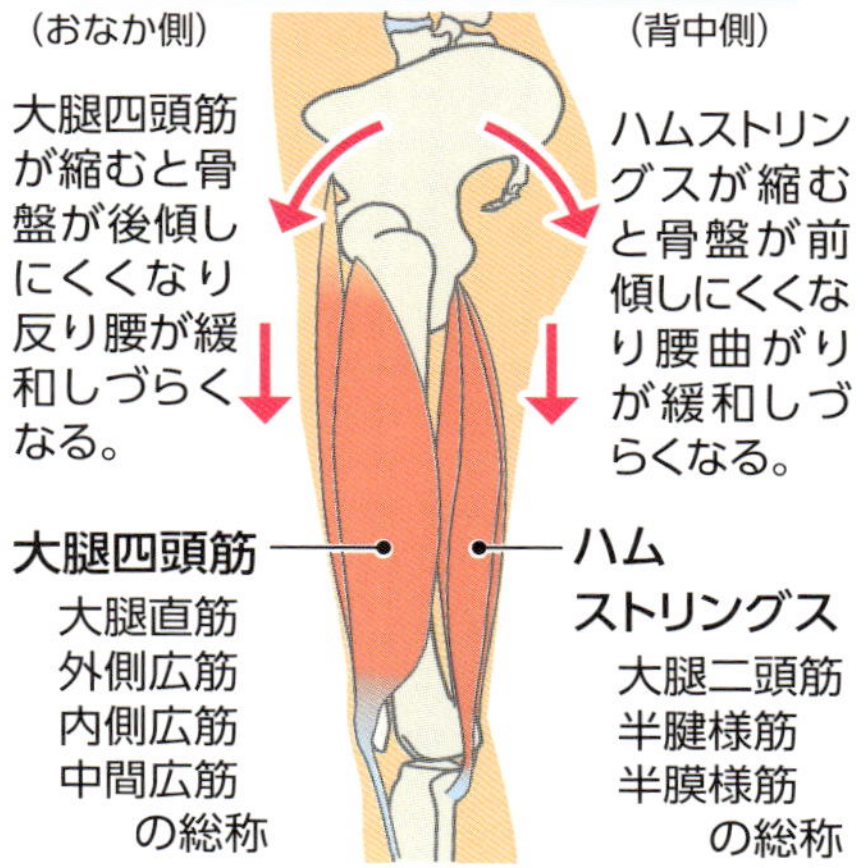
（おなか側）
（背中側）
大腿四頭筋が縮むと骨盤が後傾しにくくなり反り腰が緩和しづらくなる。
ハムストリングスが縮むと骨盤が前傾しにくくなり腰曲がりが緩和しづらくなる。
大腿四頭筋
大腿直筋
外側広筋
内側広筋
中間広筋
の総称
ハムストリングス
大腿二頭筋
半腱様筋
半膜様筋
の総称

全身整体

前もものばし

うつぶせお尻たたき

1セット1分

体操の効果
前ももの筋肉を柔軟にし、骨盤の過度な前傾を防ぐ。骨盤の可動性を高める。

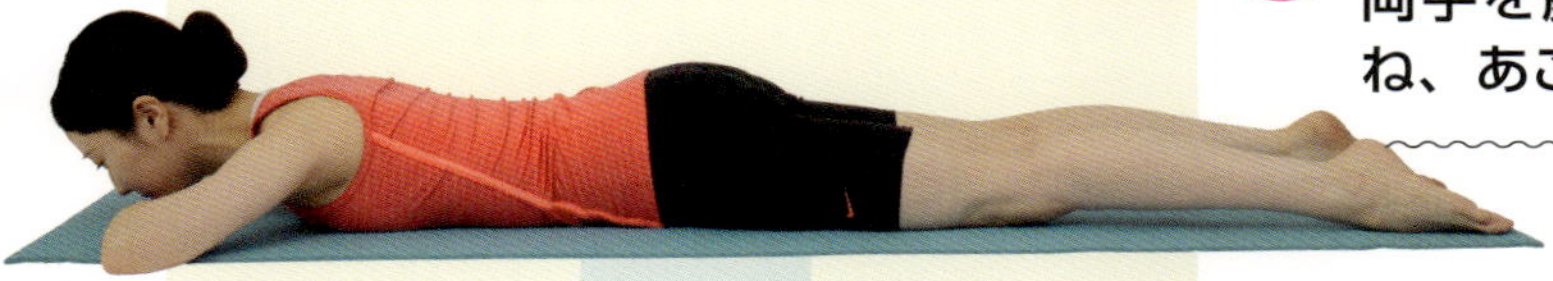

❶ うつぶせに寝て、両手を顔の前で重ね、あごを乗せる。

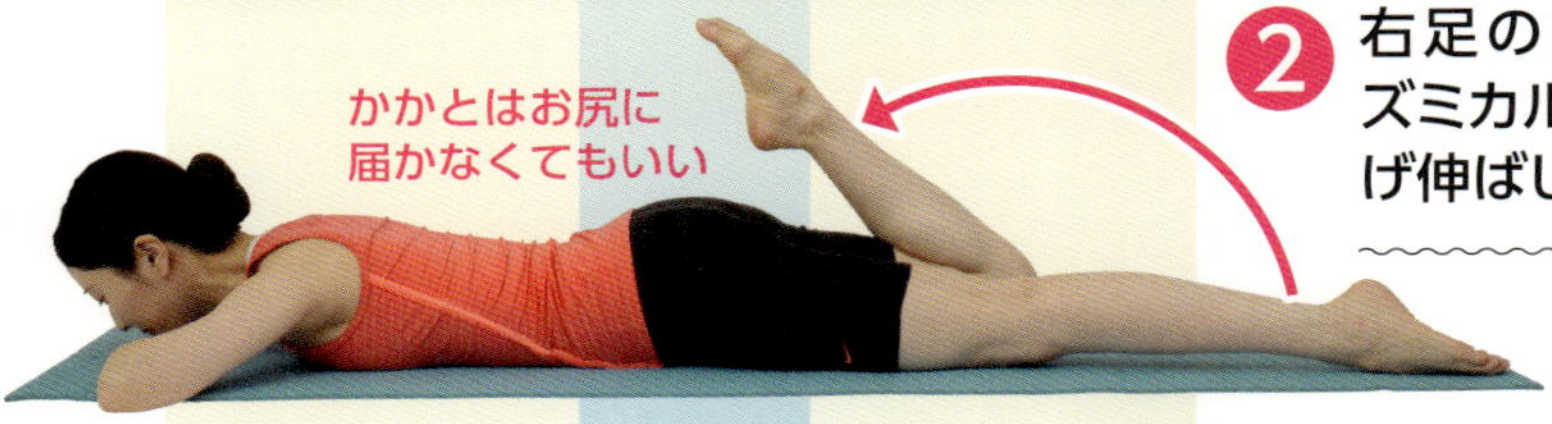
かかとはお尻に
届かなくてもいい

❷ 右足のひざを、リズミカルに10回曲げ伸ばしする。

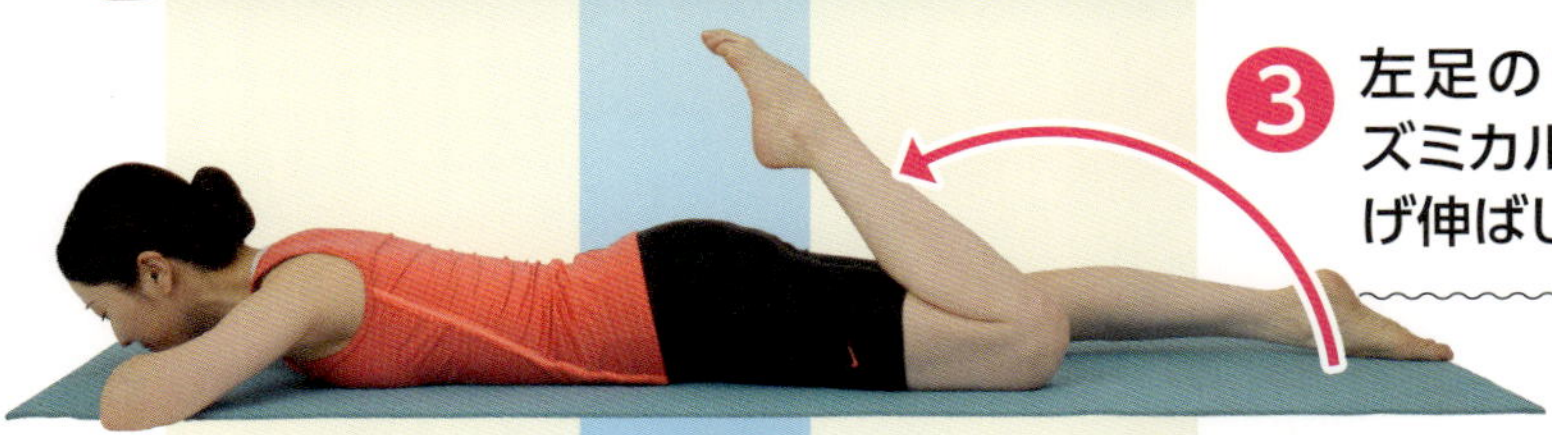

❸ 左足のひざを、リズミカルに10回曲げ伸ばしする。

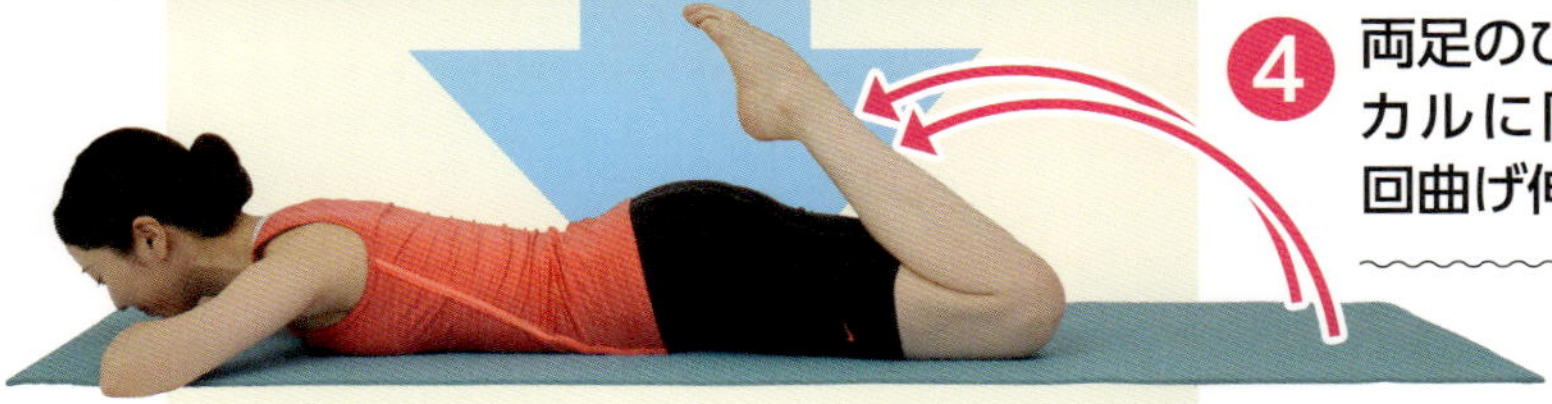

❹ 両足のひざをリズミカルに同時に、10回曲げ伸ばしする。

❺ ❶の姿勢に戻る。

ひざを曲げるときは、リズミカルに元気に動かしましょう。しだいに前ももがゆるんできます。

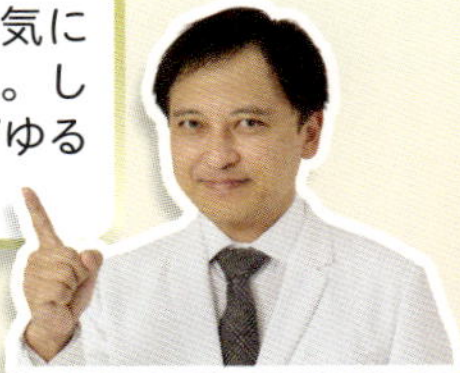

❶〜❺を行って1セット約1分

1日3セットを目安に行う

もも裏のばし

あおむけひざ抱え

1セット1分

体操の効果
もも裏の筋肉を柔軟にし、骨盤の過度な後傾を防ぐ。骨盤の可動性を高める。

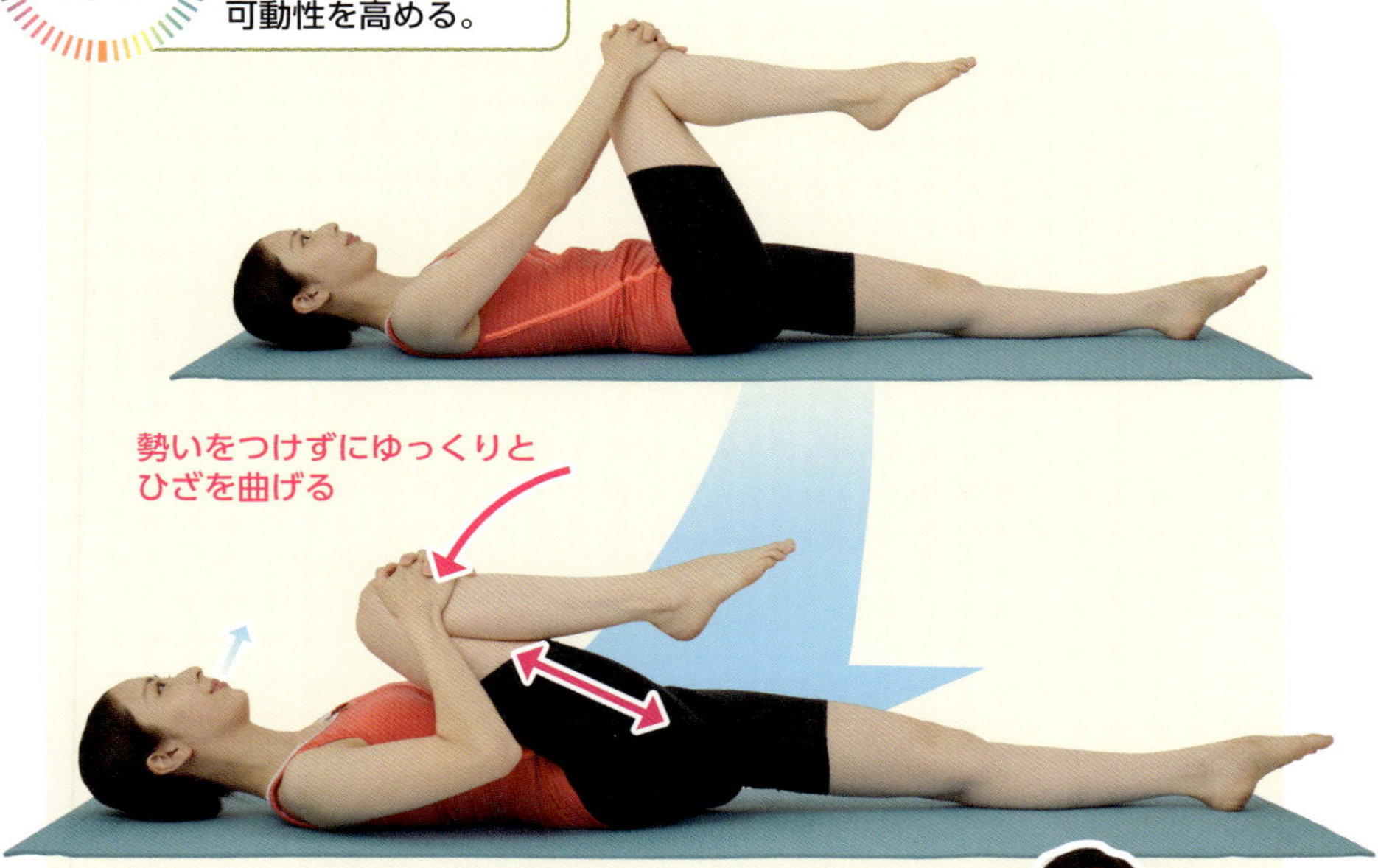
勢いをつけずにゆっくりと
ひざを曲げる

もも裏とともに股関節を柔軟にする効果も期待でき、骨盤の可動性を高めるのに役立ちます。

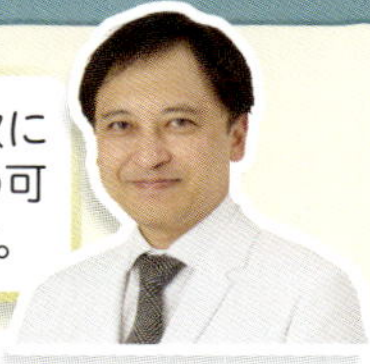

1. あおむけに寝て、両手で右足のひざを抱える。
2. 口から息を吐きながら、ゆっくりとひざを胸に近づけるように曲げる。もも裏が気持ちよく伸びているのを感じる。
3. ゆっくりと1の姿勢に戻る。
4. 左足も同様に行う。

1〜4を10回くり返して1セットで約1分

1日3セットを目安に行う

首ゆがみタイプ

第6章

部位別プログラム①頸椎

首ゆがみタイプの人は首の動きは最小限に留め、上位胸椎の配列を正す胸椎ストレッチと首を支える筋肉を鍛える頸部筋トレで劇的改善

首は動かしすぎると首・肩のこりや腕のしびれを起こすため、あまり動かさず、頭部を安定させやすい「美くび姿勢」でいつも過ごすのがまず重要

首は頸椎《けいつい》（背骨の首の部分）の中を通る脊髄《せきずい》、脊髄から枝分かれして首・肩・腕・手・指先へ伸びる末梢《まっしょう》神経、脳から直接出る末梢神経の一つ迷走神経*など、神経が複雑に行き交う部位です。また、頸動脈や頸静脈など重要な血管、呼吸のための気道、食べ物を取り入れるための食道も通ります。

ところが、個人差はありますが、成人男性でも首の太さは直径約12チセンほどしかなく、首を支えるのは頸椎とその周辺の筋肉のみです。

首はこのように繊細な構造なので、少し異常が起こるだけで神経に影響が及びやすく、首・肩のこりや腕のしびれのほか、自律神経が不安定になって血流障害になれば脳への血流が滞り、頭痛・めまい・もの忘れが起こることもあります。46ジペーでチェックした「首ゆがみタイプ」の人は、背骨の曲がりを正そうとして首だけを動かしすぎると、かえって不調を招く恐れもあるため、特に注意が必要です。

首ゆがみタイプの人は、まずあごを引いて頸椎を正しい位置に整える「美くび姿

＊脳から直接出て首・胸・腹まで広く分布し、副交感神経（心身をリラックスさせる自律神経）として働く神経。筋肉を動かしたり、筋肉や内臓の状態を脳に知らせたりする働きがある。

引っぱりあご引きで「美くび姿勢」を取る方法

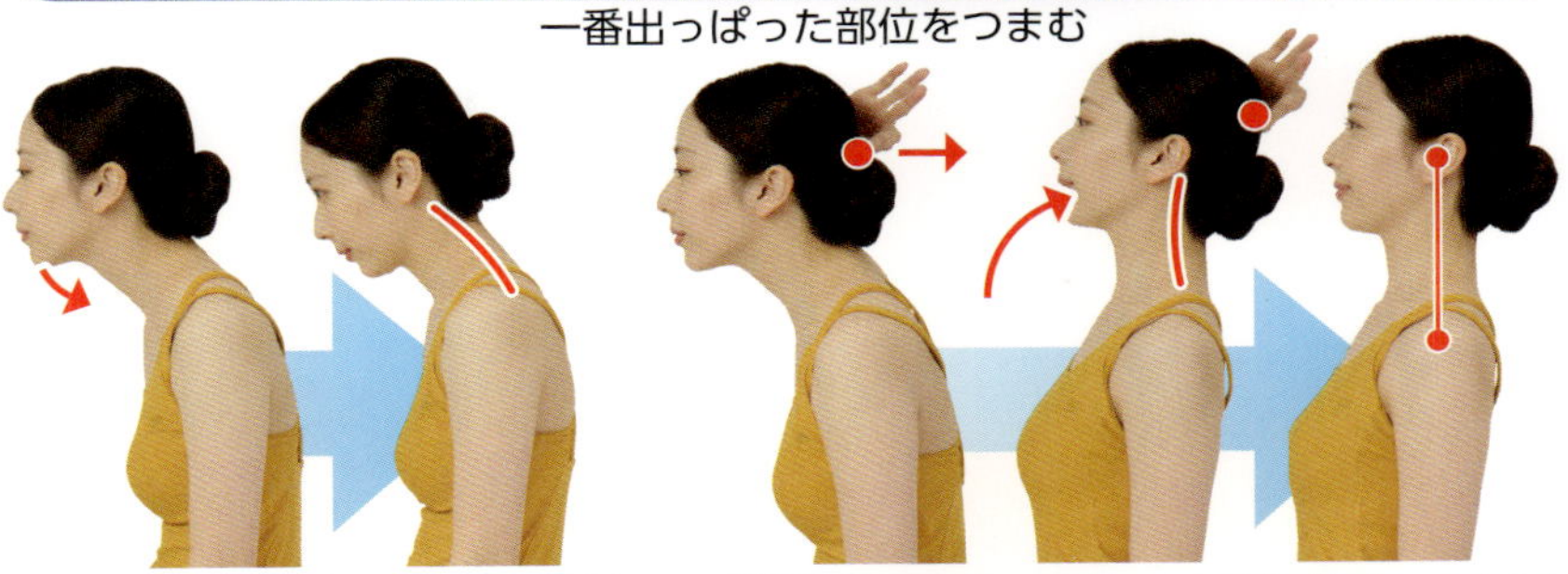
一番出っぱった部位をつまむ

首で背骨が曲がったままただあごを引くだけでは、頚椎が後弯（後ろにカーブ）して姿勢を正すことができず、逆効果。

後頭部の髪をつまみ、水平に後方へ引くようにして頭を起こすと、頭が起き上がると同時に自然に頚椎が前弯し、あごを引いたいい姿勢を取ることができる。

勢」を心がけましょう。ただし、首が曲がったままままだあごを引くだけでは頸椎が後弯《こうわん》（後ろにカーブ）するので姿勢を正すことができず、逆効果です。

そこで、前に突き出た頭を起こし、あごを後方に引いたいい姿勢を取るための、取っておきの方法**「引っぱりあご引き」**があります。**後頭部中央の一番出っぱっているところの髪の根もとをつまみ、水平に後ろへ引っぱる**のです。こうすると、**頭が起き上がると同時に自然に頸椎が前弯し、あごを引いたいい姿勢を取ることができます。**

手を回しにくい場合は、その部分にひもがついていて、水平に後ろへ引っぱられたつもりで頭を動かしましょう。

姿勢の悪さに気づくたびにこうして頭を起こし、美くび姿勢を取ることで、頸椎の自然な前弯《ぜんわん》（前にカーブ）を保ち、頭部を安定して支えやすくなります。

頸椎を支える胸椎と胸郭の柔軟性を高め 丸まった胸椎の配列を整えてうつむき首を正す 胸椎ストレッチ胸開き・胸のばし

背骨は首から腰までつながっているため、首の部分が曲がった背骨を正すには、頸椎《けいつい》（背骨の首の部分）だけでなく、胸椎《きょうつい》（背骨の背中の部分）の動きをよくしておくことが大切です。

胸椎は頸椎や腰椎《ようつい》（背骨の腰の部分）とは異なり、肋骨《ろっこつ》とつながり、さらに肋骨は体の前面で胸骨《きょうこつ》（胸の前中心にある平らな骨）とつながって、胸郭《きょうかく》（肋骨で囲まれた部位）を構成しています。そのため、胸椎は背骨のほかの部分に比べると可動域（動かせる範囲）が狭いという特徴があります。

そんな胸椎を伸ばすには、腰かけたままできる1分体操「**胸開き・胸のばし**」が最適です。**後ろ手に組んだ両手を下に下げるという単純な動き**をするだけで、胸を上下左右に同時にストレッチすることができます。イスやベッドの端に腰かけてできるので、起床時や就寝前、あるいは休憩時のちょっとした時間を利用して行えば、胸椎の可動性が高まり、うつむき首を正すのに役立ちます。

首ゆがみタイプ

胸椎ストレッチ

胸開き・胸のばし

1セット1分

体操の効果
胸椎の柔軟性を高め、胸部を上下左右に広げて胸椎の配列を整え、うつむき首を正す。

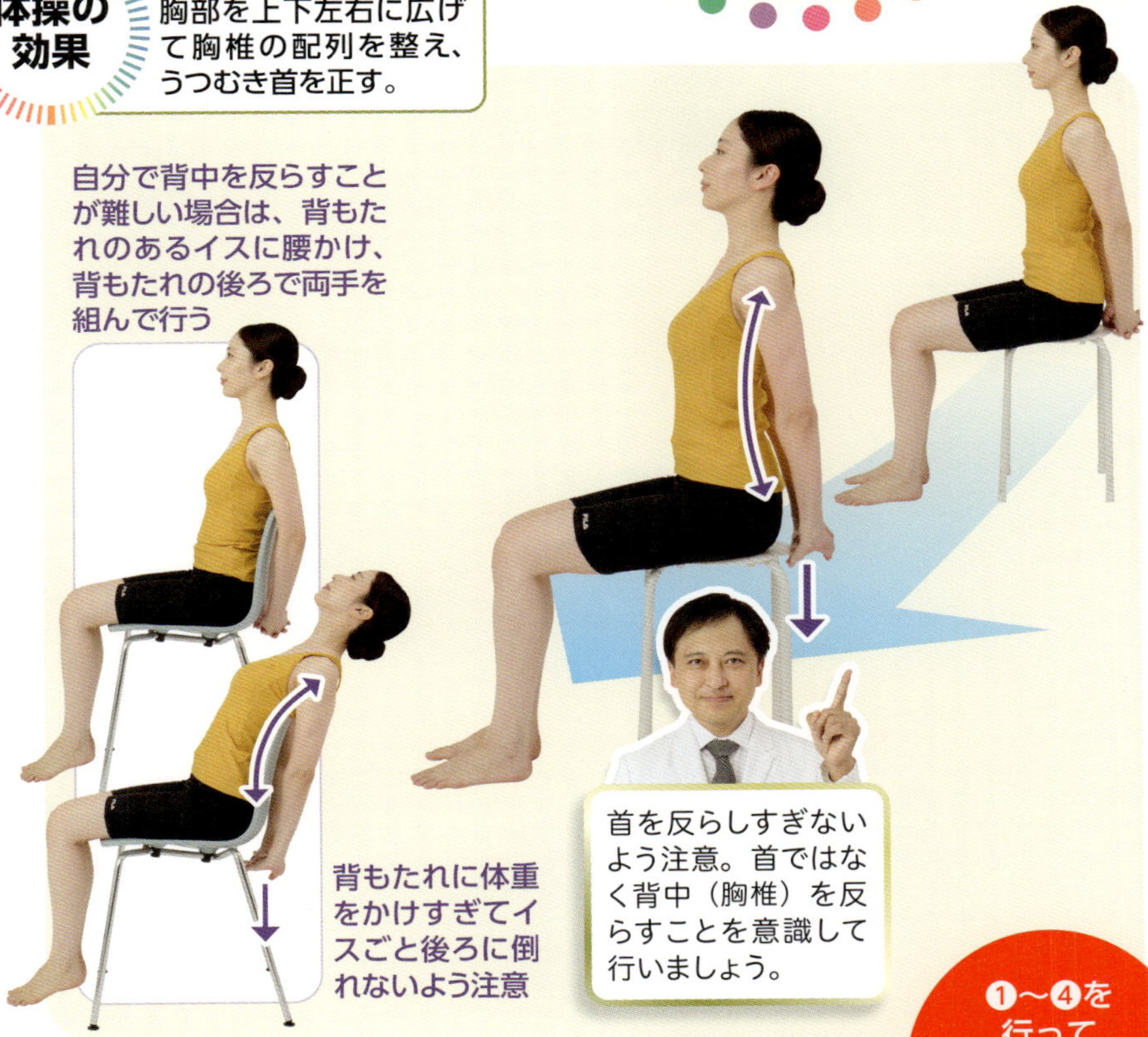
自分で背中を反らすことが難しい場合は、背もたれのあるイスに腰かけ、背もたれの後ろで両手を組んで行う
背もたれに体重をかけすぎてイスごと後ろに倒れないよう注意
首を反らしすぎないよう注意。首ではなく背中（胸椎）を反らすことを意識して行いましょう。

1. 安定したイスに腰かけ、体の後ろで両手を組む。
2. 組んだ両手を下に下げるようにして腕を伸ばして胸を張り、背中を反らす。
3. 背中を反らしたまま大きく10回深呼吸する。
4. ゆっくりと❶の姿勢に戻る。

❶〜❹を行って1セットで約1分

1日3セットを目安に行う

両肩が体の前に出た巻き肩も背中が丸まる重大原因で、前かがみ姿勢が自然と整い気持ちがいい胸椎ストレッチ水平ひじ引きも行えば万全

スマートフォンの操作をはじめ、両手で何かの作業をするときは体の前で行うことが圧倒的に多いため、背中が横方向にも丸まり、両肩が前に出た**「巻き肩」**になりがちです。巻き肩になるのは、肩甲骨の内側の深いところにある筋肉**「菱形筋《りょうけいきん》」**（大菱形筋と小菱形筋の総称）が働かず、肩甲骨が左右に離れてしまうためです。

横方向の背中の丸まりは縦方向の背骨の曲がりと相まって、前かがみ姿勢から頸椎《けいつい》（背骨の首の部分）の曲がりを強める原因になります。1分体操**「水平ひじ引き」**で菱形筋を動かし、横方向に胸をストレッチしましょう。ひじを水平に引くだけで気持ちよく前かがみ姿勢が正され、**巻き肩の改善とうつむき首の解消**に役立ちます。

巻き肩と菱形筋

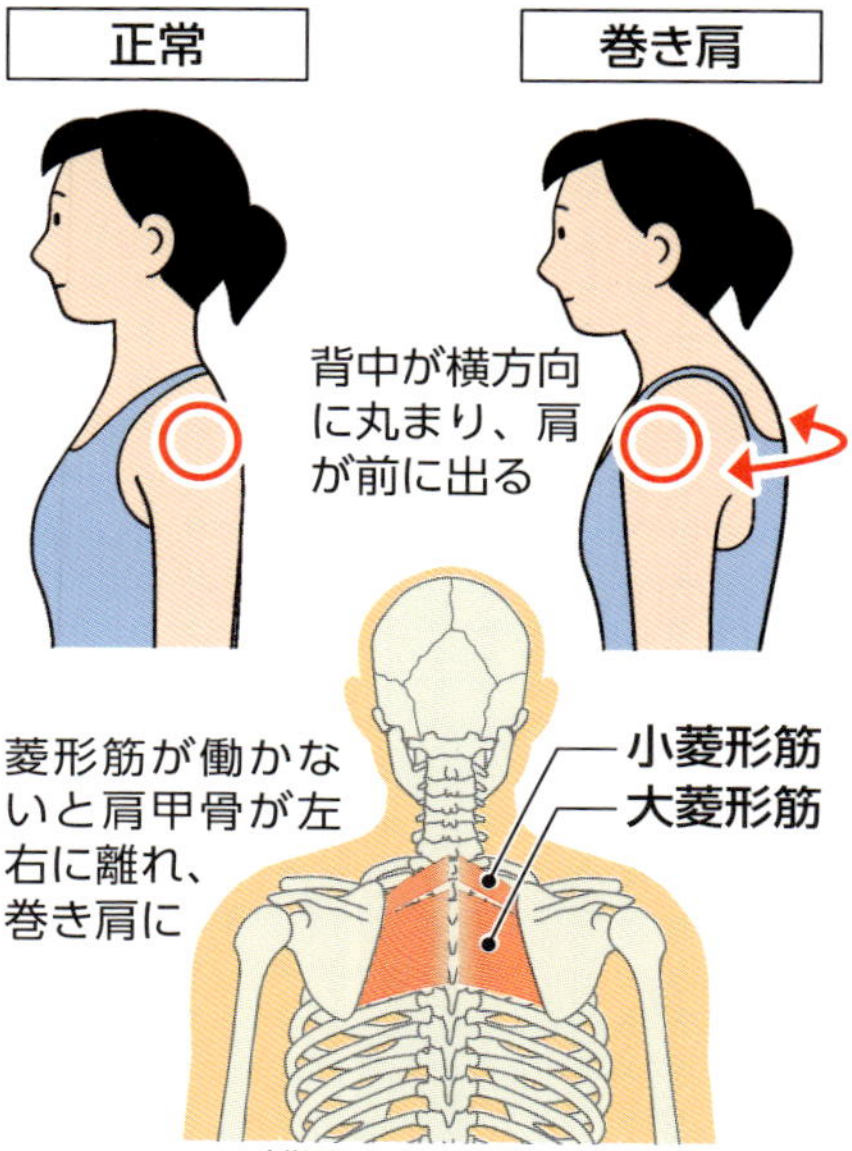
正常
巻き肩
背中が横方向に丸まり、肩が前に出る
菱形筋が働かないと肩甲骨が左右に離れ、巻き肩に
小菱形筋
大菱形筋
（背面から見たところ）

首ゆがみタイプ …… 胸椎ストレッチ

水平ひじ引き

1セット1分

体操の効果 菱形筋を動かして背中の横方向の丸まりを改善し、前かがみ姿勢を正す。

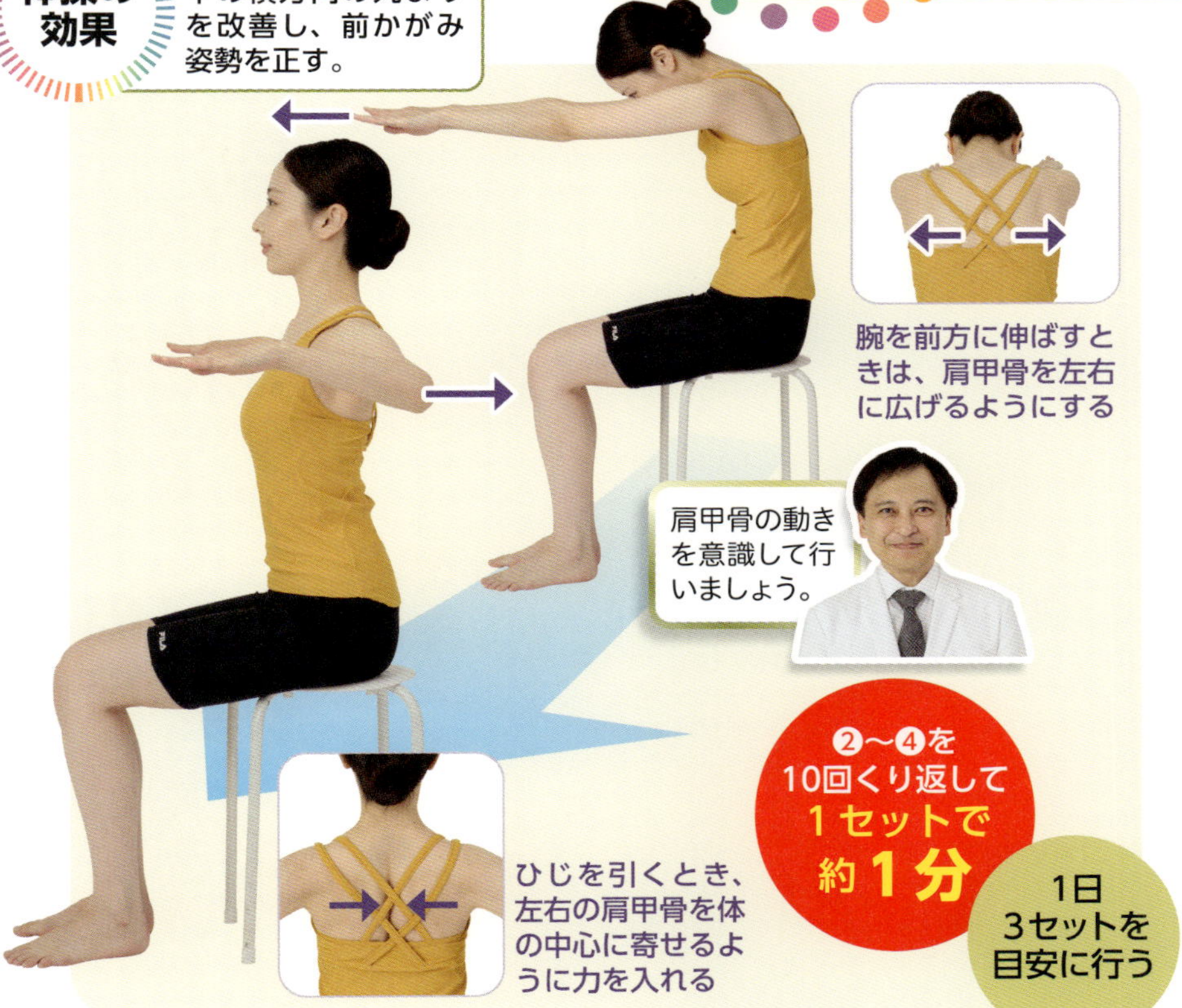
腕を前方に伸ばすときは、肩甲骨を左右に広げるようにする
肩甲骨の動きを意識して行いましょう。
ひじを引くとき、左右の肩甲骨を体の中心に寄せるように力を入れる
❷～❹を10回くり返して1セットで約1分
1日3セットを目安に行う

1 イスに浅く腰かけ、両腕を体の前、肩の高さに上げる。

2 口から息を吐きながら両腕をできるだけ前方に伸ばし、肩甲骨を左右に広げる。

3 できるところまで伸ばしたら、鼻から息を吸いながら、ゆっくりと両ひじを後方に引く。

4 口から息を勢いよく吐きながら、両腕を前方へできるところまで伸ばし、❷の姿勢に戻る。

繊細な首は筋肉を鍛えるのが難しいが中高年でも安全にできて効果も大きい効率的頸部筋トレは後頭部おしつけ

首を支えて頭を引き起こす筋肉には、頭蓋骨の後ろ下部から背中・腰にかけて背面全体をカバーする**「脊柱起立筋《せきちゅうきりつきん》」**（図と64ページ参照）や、同じく頭蓋骨の下部から肩、背中の中央まで広がる大きな筋肉**「僧帽筋《そうぼうきん》」**（図参照）があります。これらの筋肉が衰えると頭を持ち上げたまま姿勢を保つ力が弱まって首が曲がり、前かがみ姿勢から**うつむき首（首下がり）**になる恐れもあります。

しかし、細く繊細な首の筋肉を鍛えるのは難しいものです。誤った方法で筋トレを行えば、首に通る多数の重要な神経を傷める恐れもあります。

1分体操**「後頭部おしつけ」**は、中高年でも安全に行える首の筋トレです。あおむけに寝て後頭部をベッドなどに押しつけるだけなので首を傷める危険性が少なく、首を支える筋肉を効率的に鍛えることができます。

首を支える主な筋肉

（背面から見たところ）

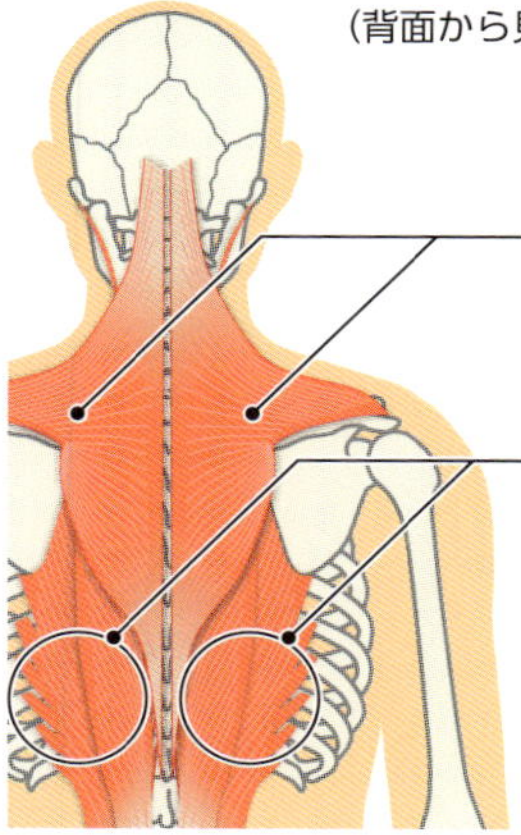
僧帽筋
脊柱起立筋
（僧帽筋よりも深部にある）

首ゆがみタイプ …… 頸部筋トレ

後頭部おしつけ

1セット1分

体操の効果
首を支える筋肉群を鍛え、頭を引き起こして保持する力をつける。

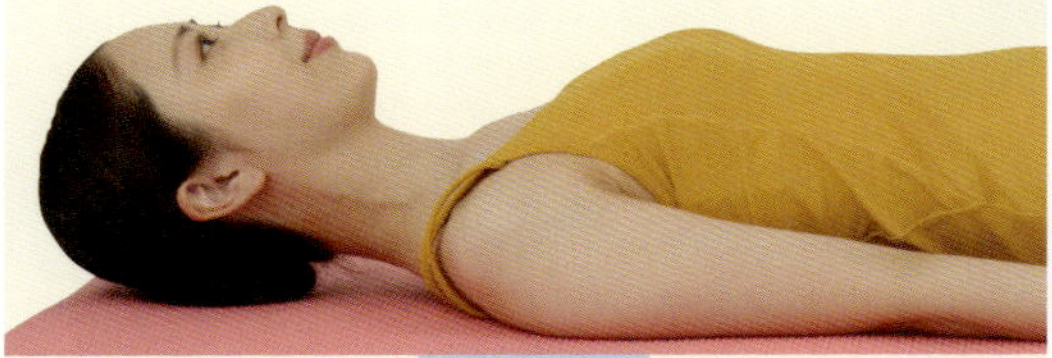

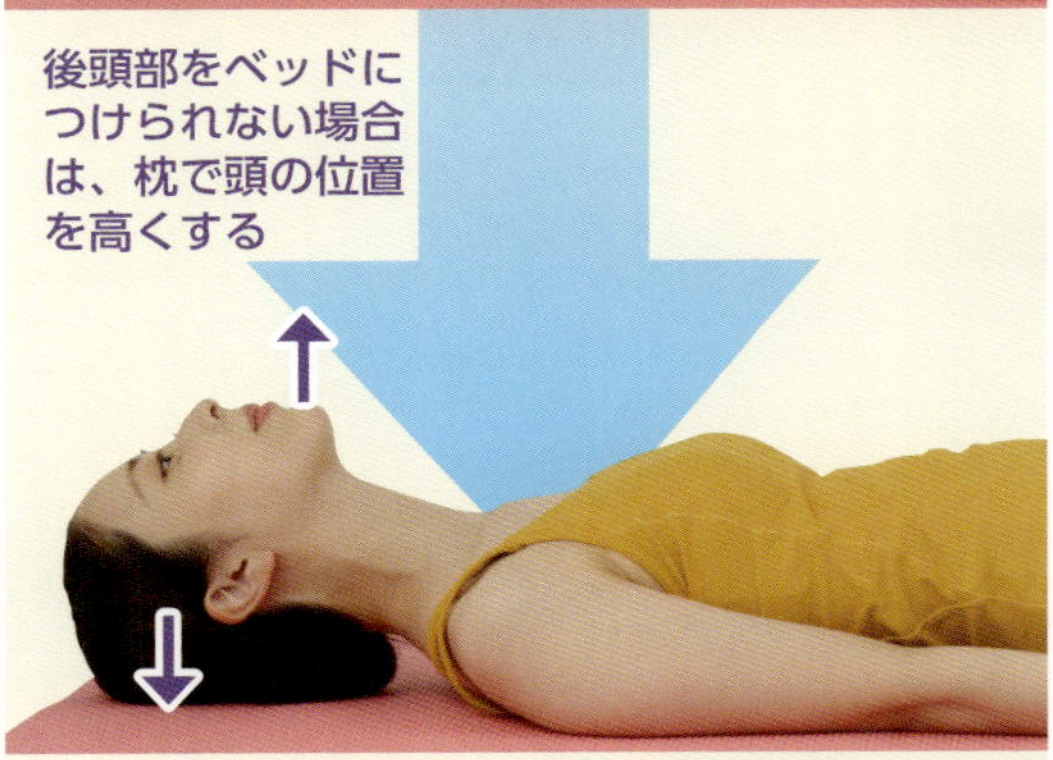
後頭部をベッドにつけられない場合は、枕で頭の位置を高くする

肩に力が入らないよう注意する

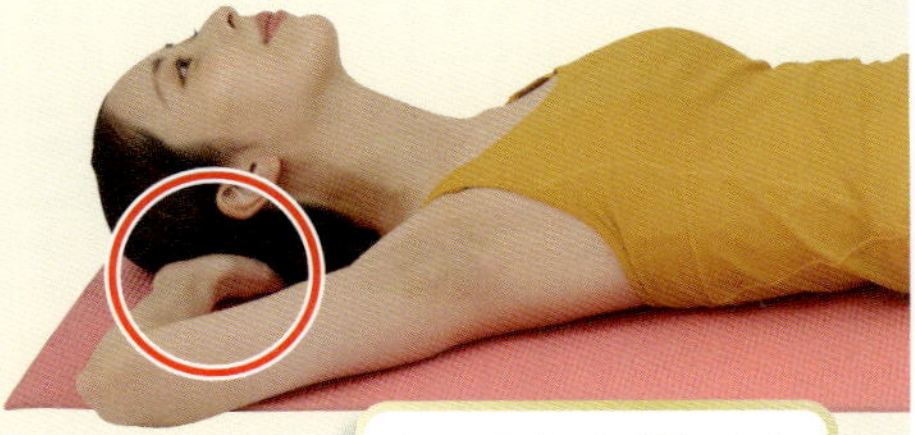

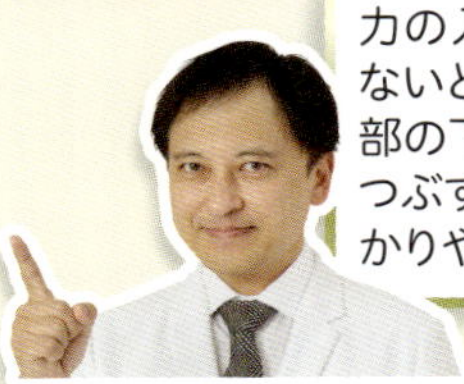

力の入れ方がわからないときは、手を後頭部の下に入れて、手をつぶすようにするとわかりやすくなります。

1. ベッドなどの上であおむけに寝る。
2. あごを天井に近づけるように上に上げる。
3. 自然に呼吸しながら、後頭部を床に押しつけるようにして、首の後ろ側に力を込める。10秒キープ。
4. 首の力をゆるめ、❶の姿勢に戻る。

❶～❹を5回くり返して1セットで約1分

1日3セットを目安に行う

頸部筋トレはあご引き体操もやればよく、重い頭部を支えて前かがみの首を引き起こす力も強まり丸まった背中や首下がりの改善に効果大

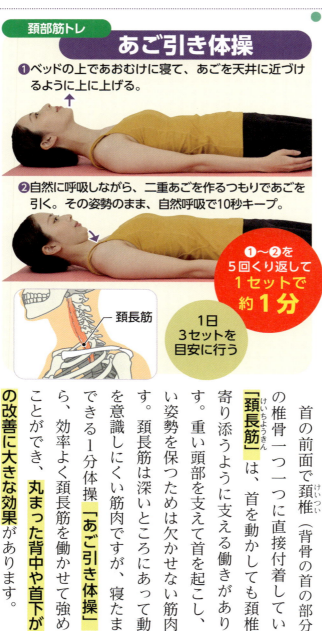

頸部筋トレ

あご引き体操

❶ベッドの上であおむけに寝て、あごを天井に近づけるように上に上げる。

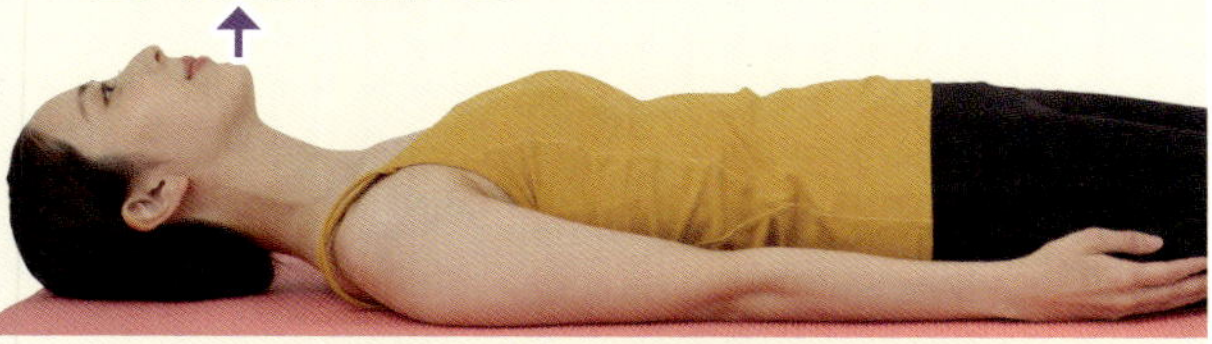

❷自然に呼吸しながら、二重あごを作るつもりであごを引く。その姿勢のまま、自然呼吸で10秒キープ。

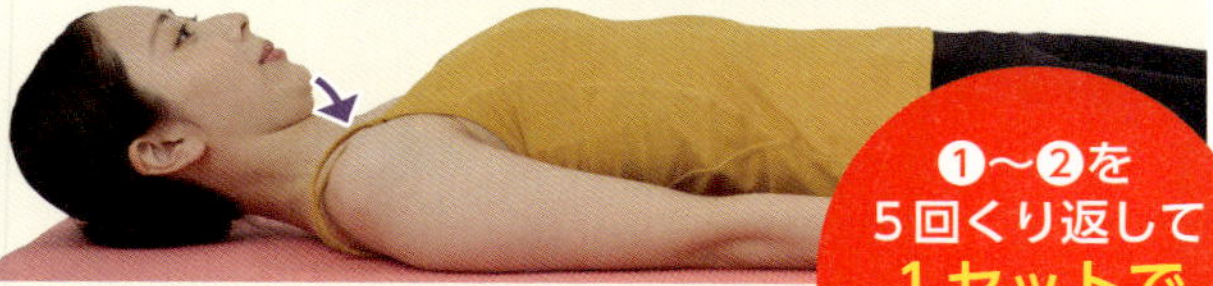

❶〜❷を5回くり返して1セットで約1分

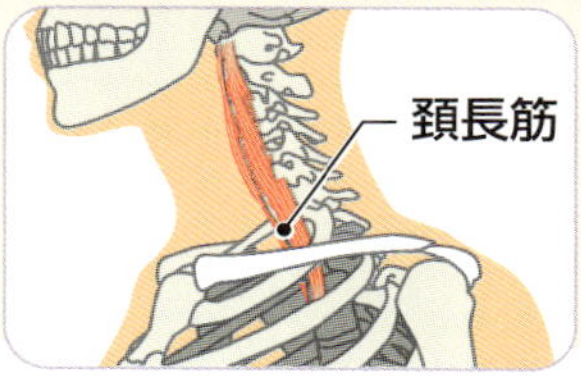

1日3セットを目安に行う

首の前面で頸椎《けいつい》（背骨の首の部分）の椎骨一つ一つに直接付着している**「頸長筋《けいちょうきん》」**は、首を動かしても頸椎に寄り添うように支える働きがあります。重い頭部を支えて首を起こし、いい姿勢を保つためは欠かせない筋肉です。頸長筋は深いところにあって動きを意識しにくい筋肉ですが、寝たままできる1分体操**「あご引き体操」**なら、効率よく頸長筋を働かせて強めることができ、**丸まった背中や首下がりの改善に大きな効果**があります。

胸椎
腰椎

第7章

部位別プログラム② 胸椎・腰椎

背中腰ゆがみタイプの人の丸まった背中と腰は重力と呼吸を利用して引き伸ばせば背骨が無理なく整い腰背部ストレッチが簡単で効果大

丸まった胸椎と腰椎を正すには重力と呼吸の力を利用してじわじわ整えるのが安全で効果も高く、この腰背部ストレッチが簡単一番

背すじを伸ばして胸椎《きょうつい》（背骨の背中の部分）や腰椎《ようつい》（背骨の腰の部分）の丸まりを正そうとしても、代わりに首が前に出てしまったり腰が反りすぎてしまったりと、なかなかうまくいかないことが多いものです。長い時間をかけて徐々に丸まった背骨は一瞬で整うものではないので、少しずつ伸ばしていく必要がありますが、立った状態で姿勢を正すのはなかなか難しいでしょう。

背骨が丸まった姿勢がクセになっている人は、悪い姿勢なりに体のバランスを取っているので、立った状態で胸椎や腰椎、骨盤を動かして重心が移動すると、バランスがくずれてフラつく恐れもあります。また、ふだん背骨が丸まっているときにはあまり使っていない筋肉を使うため、いい姿勢を取る感覚がつかめなかったり、すぐに疲れてもとの悪い姿勢に戻ってしまったりすることもよくあります。

では、丸まった背中や腰を安全に、らくに伸ばし、うまく姿勢を正せるようになるにはどうすればいいでしょうか。

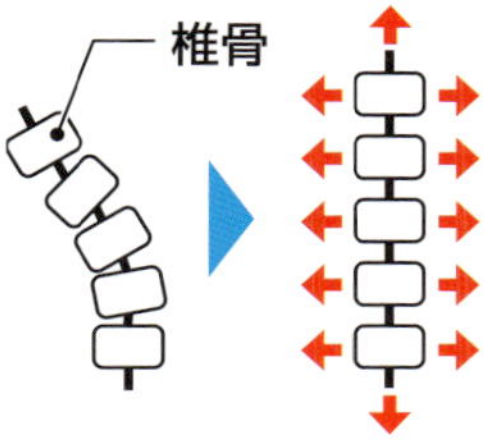

胸いっぱいに息を吸い込むと胸郭が広がり、背骨の椎間が広がって背骨の可動域が広がる

一つは、**重力を利用**する方法があります。丸まった背中を下にしてあおむけになれば、自重がかかってじんわりと背骨が伸びます。毎日横になる就寝時などを利用すれば、少しずつ、らくに背骨を整えていくことができます。

もう一つは、**呼吸を利用**する方法です。深く呼吸しながら背骨を動かすストレッチも、丸まった背骨を正すのに有効です。胸いっぱいに空気を吸い込むと、風船を膨らませるように胸郭《きょうかく》（肋骨《ろっこつ》で囲まれた部位）が前後・左右・上下に広がります。すると、背骨の椎間《ついかん》（椎骨《ついこつ》と椎骨の間）も広がるため、背骨を動かしやすくなります。

さらに、壁で体を支えながら行えば、立った状態でも、おなかや背中、足などの筋肉が衰えている人も、安全に背骨を起こして伸ばすことができます。同時に、背中や腰の丸まりに伴って後傾（後ろに傾く）していた骨盤の傾きも正され、背骨をまっすぐに立てやすくなります。

1分体操**「背中枕ストレッチ」**（84ページ）と**「胸開き背中回旋《かいせん》ストレッチ」**（86ページ）は、寝たままで重力や呼吸の力を利用して背骨を伸ばす、安全で効果の高いストレッチです。**「壁つけおなかのばし」**（88ページ）は、壁さえあれば手軽に、しかも安全に背すじを伸ばすことができる運動です。ぜひ試してみてください。

丸まった胸椎と腰椎はまずあおむけ寝で正すのがよく、タオルで手作りした背中枕に背骨を乗せて行う腰背部ストレッチ背中枕ストレッチが最適

あおむけに寝ると、縮んだおなか側の筋肉がゆるみます。そこから背伸びをする1分体操**「寝たまま背伸び」**（62ページ）には背骨の椎間《ついかん》（椎骨《ついこつ》と椎骨の間）を広げる効果もありますが、さらに背骨の曲がりを正す効果が高いのが**「背中枕ストレッチ」**（次ページ）です。筒状に丸めたバスタオルを**胸の下**に置いてあおむけに寝るだけで、自分の重みで背中の丸まったところが押され、効率的に背骨を伸ばすことができます。立った状態で胸椎《きょうつい》（背骨の背中の部分）を伸ばそうとしても、前後によく動く腰椎《ようつい》（背骨の腰の部分）ばかりが反ってしまう人が多いものですが、あおむけに寝て行う背中枕ストレッチなら**胸椎を支点**にするので、腰椎に力が集中せず、**背中から腰までの広範囲を自然に反らすことができます。**

さらに、この姿勢のまま呼吸を止めずに**腕を大きく動かす**ことをくり返せば、**丸まった背中全体が気持ちよく伸びる**のが実感できるでしょう。最初はバスタオル1枚で試し、慣れてきたら2枚重ねて高さを増すと、効果がよりアップします。

胸椎
腰椎

腰背部ストレッチ

背中枕ストレッチ

1セット1分

体操の効果
胸椎と腰椎の丸まりを正す。椎間を広げて背骨の可動性を高める。

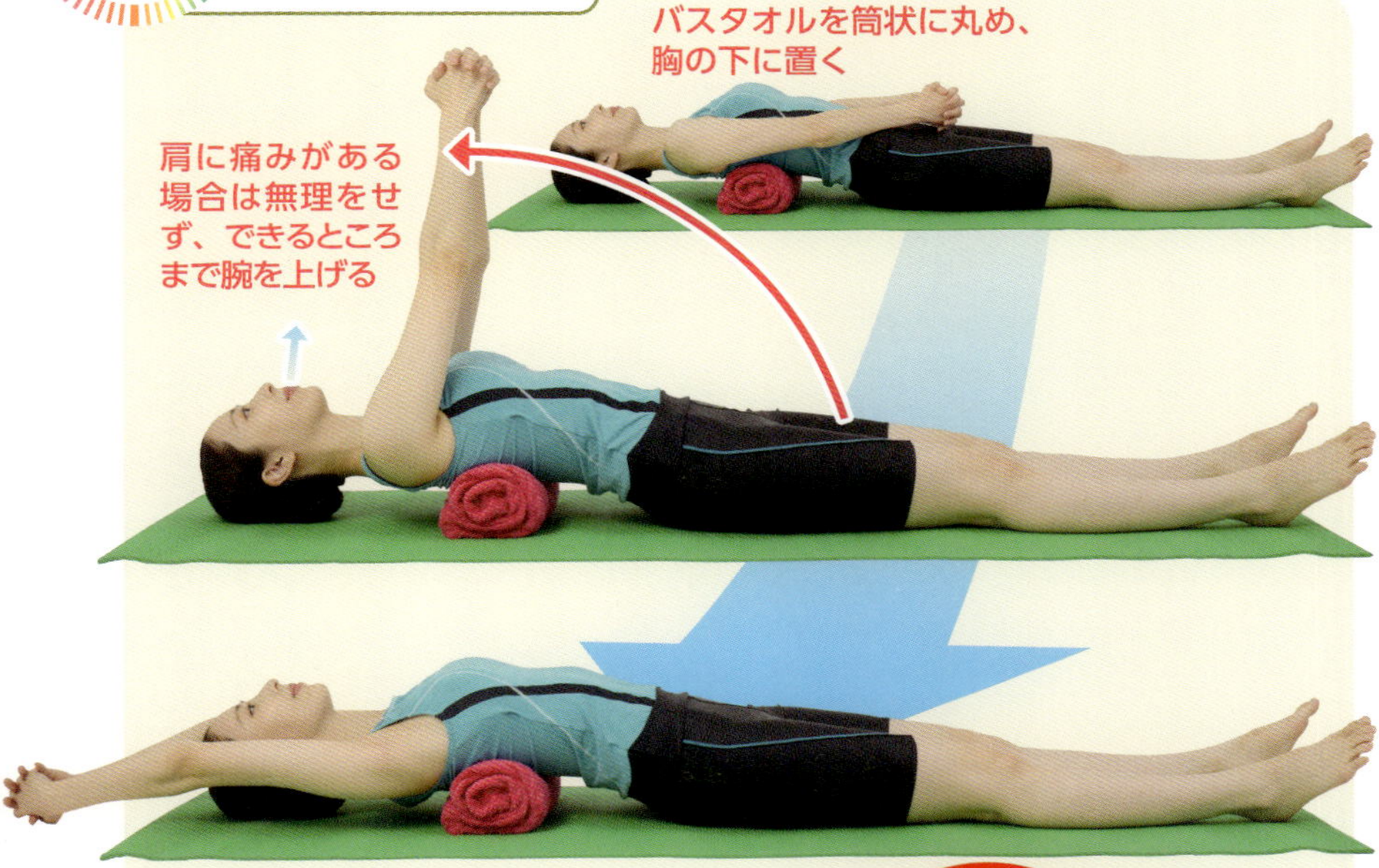
バスタオルを筒状に丸め、胸の下に置く
肩に痛みがある場合は無理をせず、できるところまで腕を上げる

バスタオルを２枚重ねて巻くと、より効果がアップします。無理なく、気持ちがいいと感じる高さに調整しましょう。

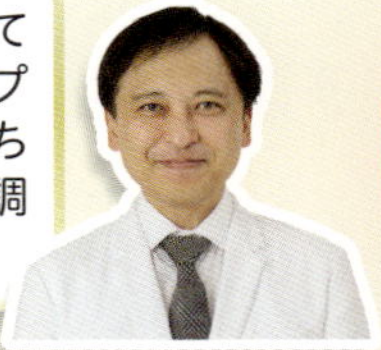

❶〜❸を10回くり返して1セットで約1分

1日3セットを目安に行う

1. 丸めたバスタオルが肩甲骨の下にくるように置き、あおむけに寝る。
2. おなかの上で両手を組み、鼻から息を吸いながら、ゆっくりと両手を頭上に上げて背中全体を伸ばす。
3. 口から息を吐きながら、ゆっくりと❶の姿勢に戻る。

次に、縮んだ胸郭を呼吸の力で広げて丸まった胸椎を重力の力で伸ばす腰背部ストレッチ胸開き背中回旋ストレッチを励行

背中が丸まった前かがみの姿勢を続けていると、胸郭《きょうかく》（肋骨《ろっこつ》で囲まれた部位）が狭まります。逆に**胸郭を広げれば背中が伸び、姿勢を正す力が強まります**。

縮んだ胸郭を呼吸の力で広げましょう。胸いっぱいに息を吸い込むと肺が膨らみますが、このとき、**胸郭は前後左右、さらには上下にも広がり、背骨のゆがみが正されて動きがよくなり、姿勢を正しやすくなります。**

ただ、背骨が曲がった人は背骨を縦方向に引き起こす**脊柱起立筋《せきちゅうきりつきん》**（64ページ参照）だけでなく、肩甲骨を引き寄せる**菱形筋《りょうけいきん》**（76ページ参照）も衰え、横方向にも背中が丸まって縮こまっていることが多く、胸郭を開こうとしてもなかなかうまく広げられないことが多いものです。

横になったままできる1分体操**「胸開き背中回旋《かいせん》ストレッチ」**（次ページ）なら、腕の重みを利用して、胸郭をらくに横方向に広げることができます。深呼吸すれば胸郭が前後や上下にも広がって、丸まった胸椎を伸ばすことができます。

胸椎
腰椎

腰背部ストレッチ

胸開き背中回旋ストレッチ

1セット1分

体操の効果 胸郭を広げて椎間を広げ、背中の丸まりを正す。

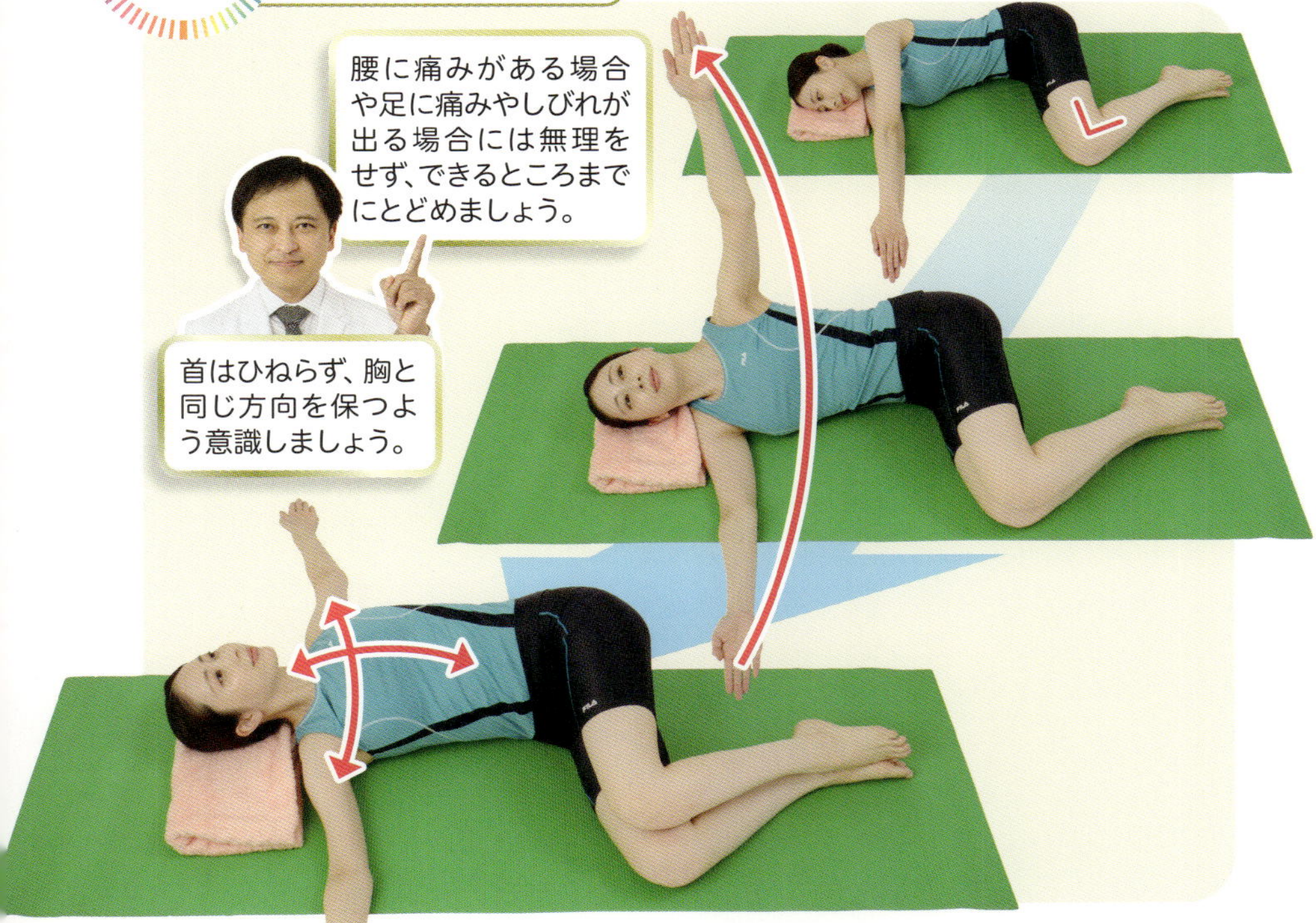

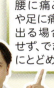

腰に痛みがある場合や足に痛みやしびれが出る場合には無理をせず、できるところまでにとどめましょう。
首はひねらず、胸と同じ方向を保つよう意識しましょう。

1. 右側を下に横向きに寝て、両ひざを直角に曲げる。両腕を体の前に伸ばし、両手を重ねる。
2. 口から息を吐きながら胸をひねり、左腕を後方に回す。できるところまでひねったら、大きく3回深呼吸する。
3. 口から息を吐きながら、❶の姿勢に戻る。
4. ❶～❸を2回くり返したら、左右の向きを入れ替えて同様に行う。

❶～❸を左右各2回ずつくり返して1セットで約1分

1日3セットを目安に行う

腰背部ストレッチ壁つけおなかのばしを行えば骨盤の傾きが正せると同時に丸まった腰椎が引き伸ばされ、背骨をまっすぐ立てる力が強まる

前かがみ姿勢がクセになっていると頸椎《けいつい》（背骨の首の部分）に頭の重みがかかって胸椎《きょうつい》（背骨の背中の部分）が丸まり、やがて腰椎《ようつい》（背骨の腰の部分）まで丸まってしまいます。腰椎と骨盤はつながっていて連動するので、腰椎が丸まると骨盤が後傾（後ろに倒れる）し、背骨全体がいっそう丸まっていきます（24ページ参照）。丸まった胸椎と腰椎を正すには、背骨全体を引き伸ばすと同時に、骨盤をしっかり立てて後傾も前傾もしすぎない適正な位置に保つ必要があります。

背骨起こしの1分ほぐし**「壁つけおなかのばし」**（次ページ）は**胸椎を伸展させて腰椎を引き伸ばすと同時に骨盤の前傾を促すダブル効果で、背骨を引き起こしてまっすぐ立てる力を強める**ことができます。背伸びして深呼吸をすればおなかの筋肉をゆるめる効果もあります。立った状態で行う運動ですが、壁を支えにするのでフラつくことなく安全に行えます。壁さえあればいつでもどこでも気軽に行えるので、毎日の習慣にしましょう。

胸椎
腰椎

腰背部ストレッチ

壁つけおなかのばし

1セット1分

体操の効果
胸椎と腰椎を引き伸ばして骨盤の前傾を促す。おなかの筋肉を伸ばす。

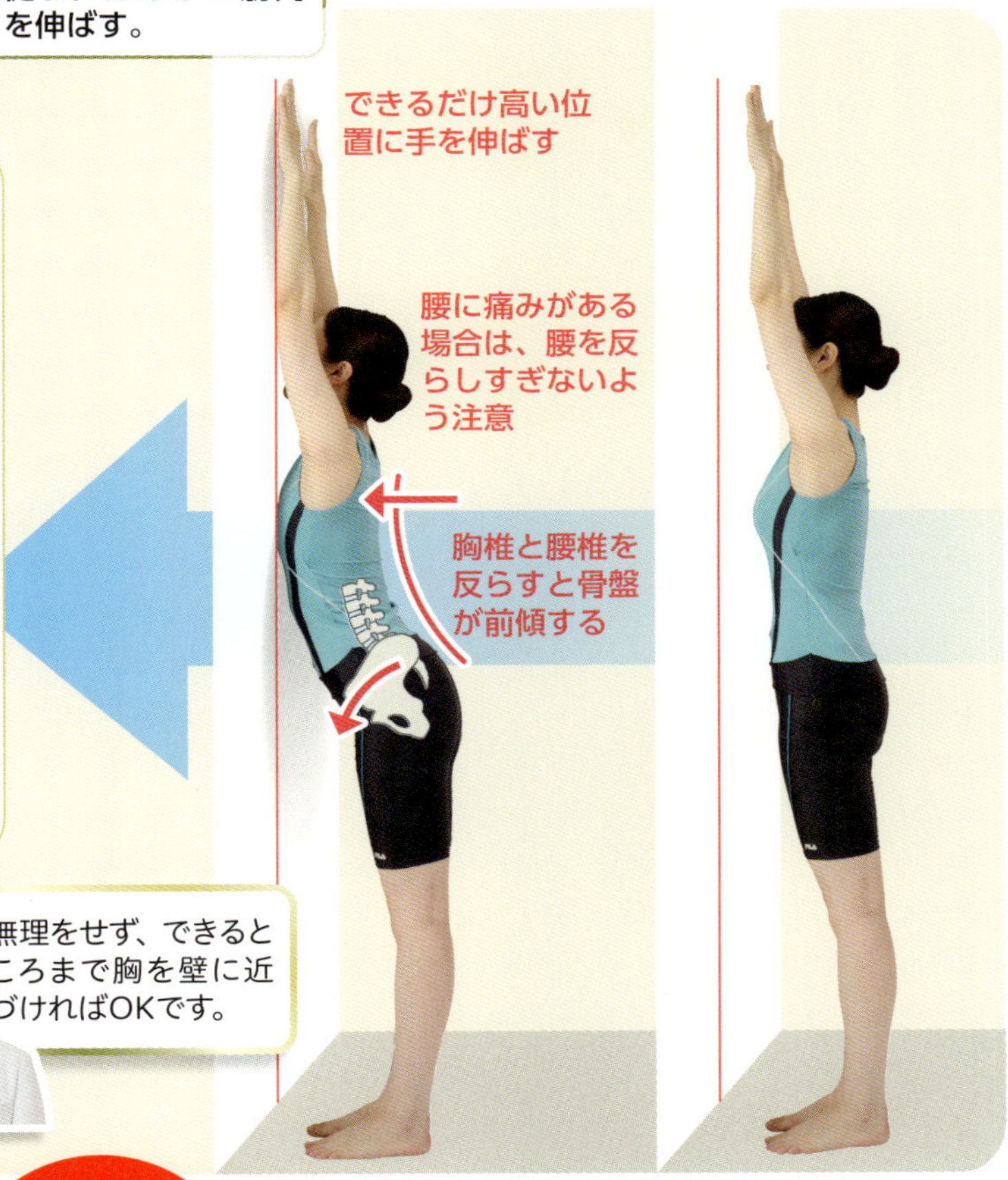
いったん胸を壁から離して5秒休む
できるだけ高い位置に手を伸ばす
腰に痛みがある場合は、腰を反らしすぎないよう注意
胸椎と腰椎を反らすと骨盤が前傾する

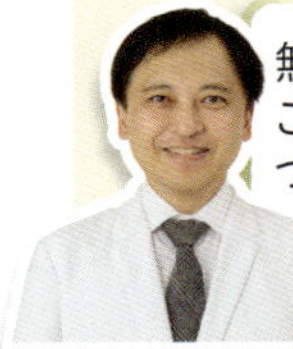

無理をせず、できるところまで胸を壁に近づければOKです。

❶〜❸を3回行って1セット約1分

1日5セットを目安に行う

1. 壁に向かって立ち、10ｾﾝﾁ程度離れる。
2. 両腕を上げて腕と胸を壁につけ、胸椎と腰椎を伸展させて3回深呼吸する。
3. 胸を壁から離して5秒休む。

壁つけおなかのばし

1セット1分

効力アップ法

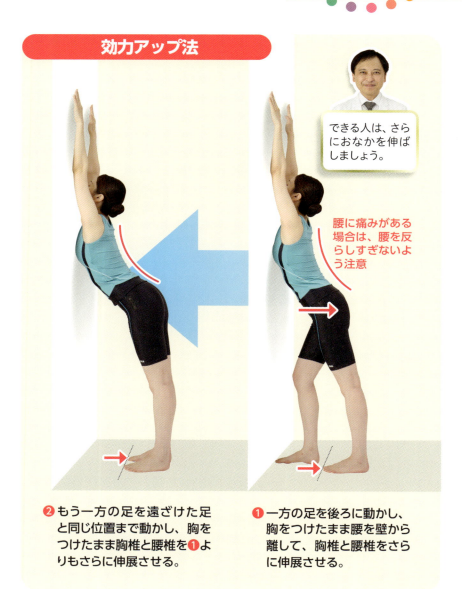

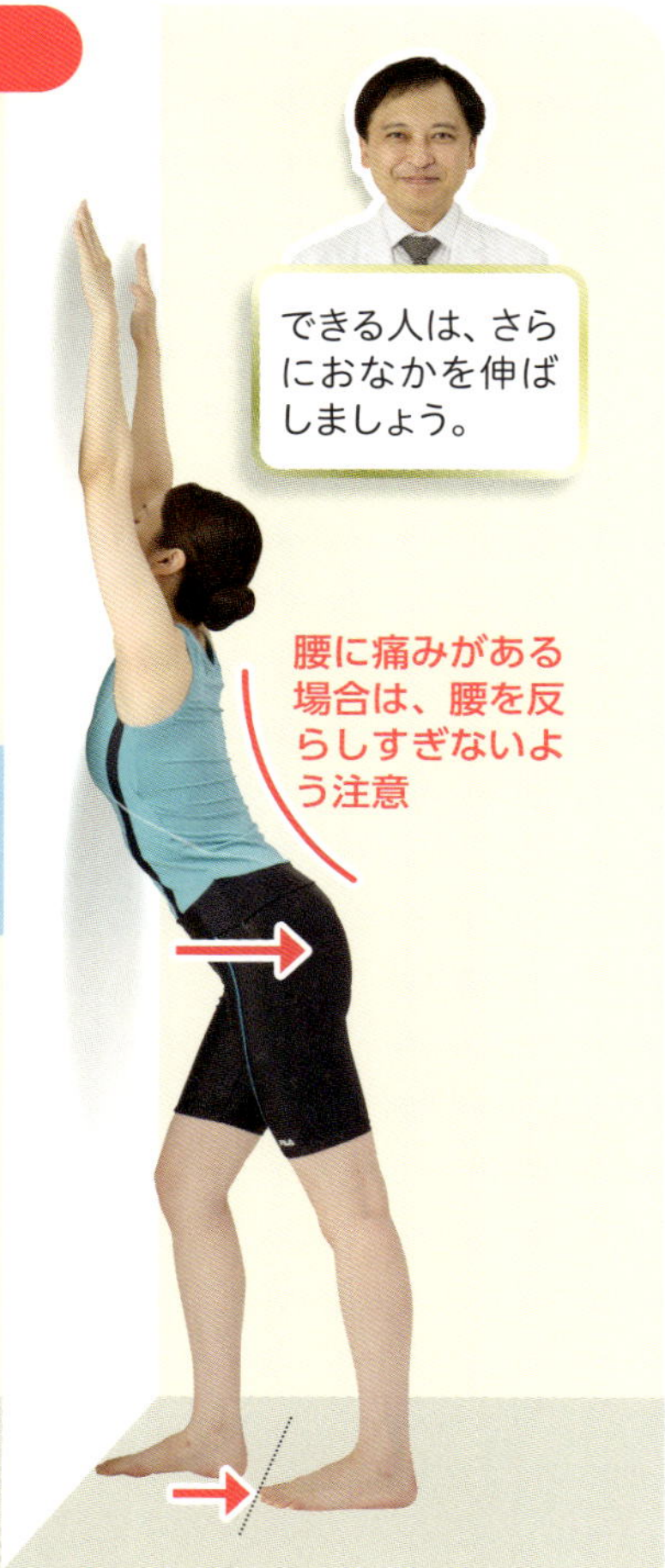
できる人は、さらにおなかを伸ばしましょう。
腰に痛みがある場合は、腰を反らしすぎないよう注意

❶一方の足を後ろに動かし、胸をつけたまま腰を壁から離して、胸椎と腰椎をさらに伸展させる。

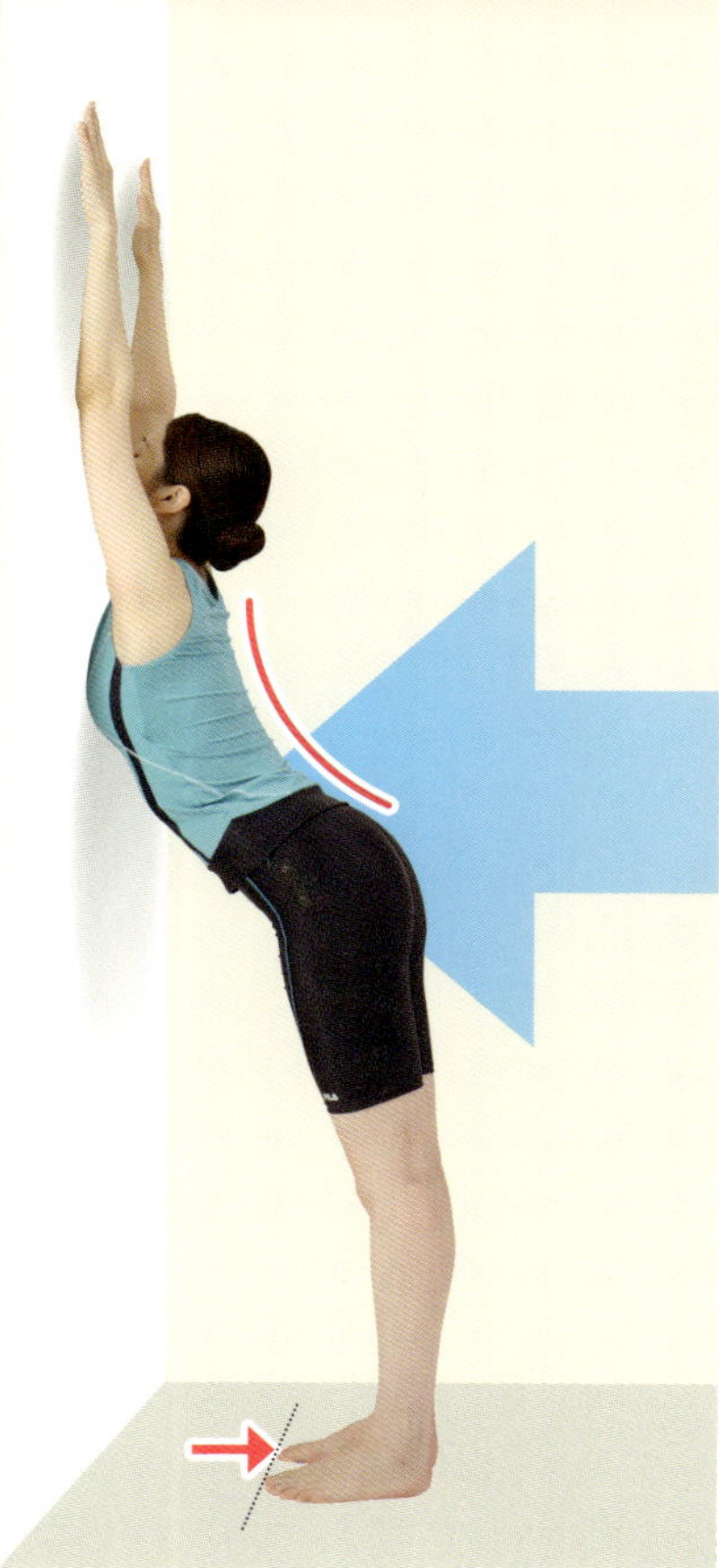

❷もう一方の足を遠ざけた足と同じ位置まで動かし、胸をつけたまま胸椎と腰椎を❶よりもさらに伸展させる。

骨盤
股関節

第8章

部位別プログラム③骨盤・股関節

背中が伸びるだけでは意味がない！背骨まっすぐの美しい姿勢で歩くには骨盤からの抜本改革がカギで老け見え姿勢をゼロにする骨盤・股関節整体も行う

背骨は骨盤や股関節と連動するため背骨を整えるだけでは歩行や日常動作で背骨まっすぐの正しい姿勢を保てず骨盤・股関節整体が不可欠

全身の骨は関節でつながっており、どこかを動かせばほかの部位にも影響が及びます。背骨も例外ではなく、**骨盤**や、骨盤につながる**股《こ》関節**が動けば、腰椎《ようつい》（背骨の腰の部分）が反ったり丸まったりして、背骨全体も動きます。正しい姿勢のために背すじを伸ばすのは大切ですが、単に背骨を整えるだけでは日常生活のさまざまな動作に応じていい姿勢を保つことはできません。

例えば、歩くときの動きを見てみましょう。歩くときは足だけを使うと思われがちですが、実際に私たちが2本の足で歩くときには、背骨・骨盤・股《こ》関節が連動し、体幹（胴体）の筋肉、下肢《かし》の骨や筋肉、腕も使って、倒れないようバランスを保ちながら動く全身運動をしています。

ところが、**股関節が硬いと足を大きく前に踏み出すことができない**ため、どうしてもひざ下だけを使う歩き方になります。このような歩き方をしていると全身の連動がうまくいかず、背骨や骨盤にゆがみが生じて、背中やひざが曲がってきます

股関節の硬さや骨盤の傾きが歩行に影響

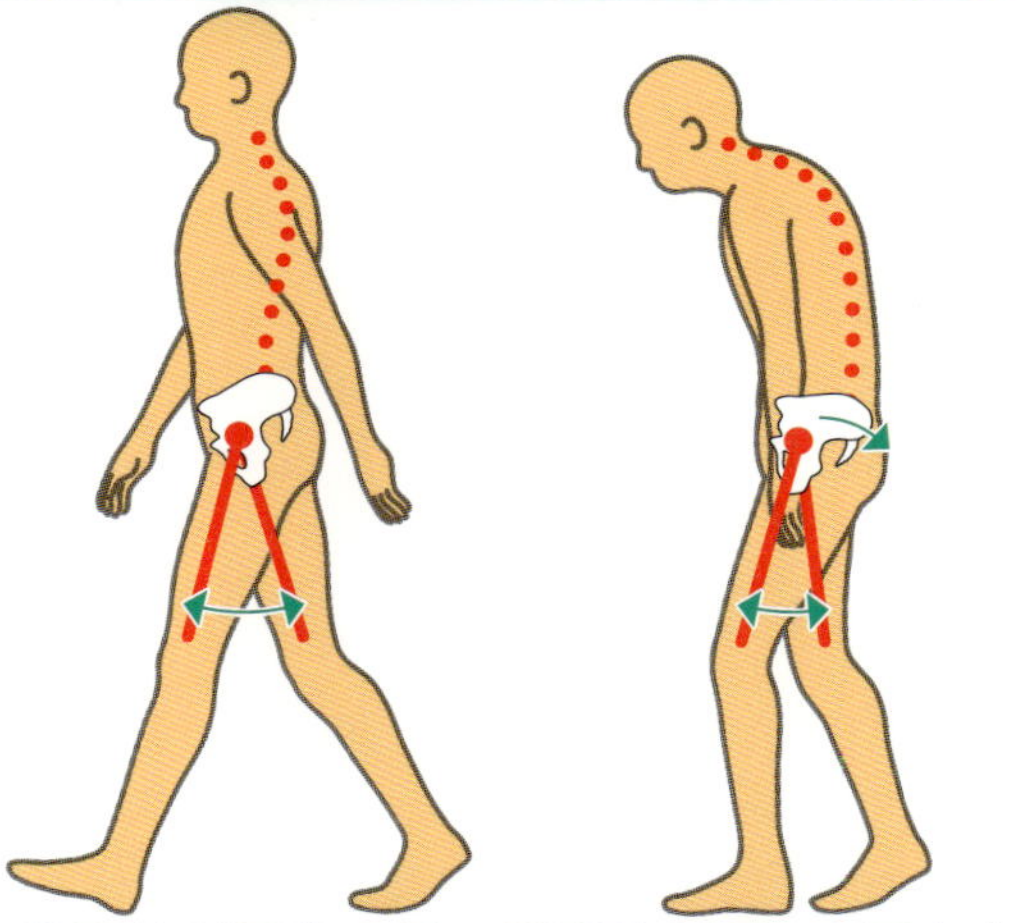

股関節が柔軟で骨盤が正しい位置に保持されていると、背すじが伸びた正しい姿勢で歩ける。

股関節が硬いと足を大きく前に踏み出せずひざ下だけを使う歩き方になる。骨盤が前傾しづらくなって背中が丸まる。

（図参照）。また、背中が丸まっていると足を大きく前に踏み出しにくくなるので、股関節がますます硬くなり、骨盤が動かしづらくなって背骨のゆがみが悪化するという悪循環に陥ってしまいます。

ひざ下だけを使う歩き方は足を前に振り出したり地面を蹴《け》ったりする筋肉、動きながらも上体を起こして保つ筋肉などをあまり使わない、いわば省エネの歩き方ですが、使わない筋肉はどんどん衰えていくのが問題です。筋肉が衰えると骨盤を正しい位置に保てず、背骨をまっすぐ立てて歩くことが難しくなってきます。股関節がスムーズに動かせず、足が上がりにくくなるので、つまずきやすくなり、転倒の危険も高まります。

歩行をはじめ、毎日の生活でどんな動作をしても正しい姿勢を保てるようになるためには、**「1分体操」の「骨盤・股関節整体」**で背骨を整えるだけでなく、**骨盤や股関節の動きをスムーズにすることが欠かせない**のです。

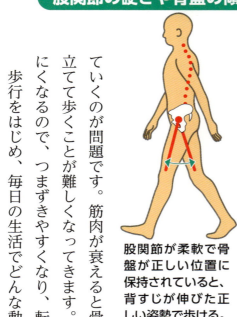

年とともに縮んだもも裏が柔軟になれば骨盤の後傾が抑えられて背中の丸まりが是正され骨盤・股関節整体「もも裏のばし」が有効

もも裏の筋肉が縮んで硬くなっていると、骨盤が背中側へ引っぱられるように倒れて後傾（後ろに傾く）してしまいます。**腰椎《ようつい》（背骨の腰の部分）は骨盤と連動する**ので、**骨盤が後傾すれば腰椎も後弯《こうわん》（後ろにカーブ）して背骨の丸まりを招きます**。また、もも裏が硬いと、背骨の曲がりを正すために骨盤を前傾させようとしてもうまく動かせません（50ジ参照）。

もも裏の筋肉は、股《こ》関節を伸ばして足を後ろに引くときによく働く筋肉です。もも裏が柔軟に伸び縮みして股関節がスムーズに開けば、**歩行やイスからの立ち上がり**など、日常生活の何げない動作時にも骨盤が後傾することなく安定し、いい姿勢を保つことができるようになります。

1分体操**「もも裏のばし」**は、イスに腰かけたままできる簡単な体操ですが、**年齢を重ねるにつれて縮んで硬くなったもも裏の筋肉を効率よく伸ばし、柔軟にすることができます**。

骨盤 股関節

骨盤・股関節整体

もも裏のばし

1セット1分

体操の効果 もも裏を柔軟にして骨盤の後傾を正し腰椎の丸まりを防ぐ。

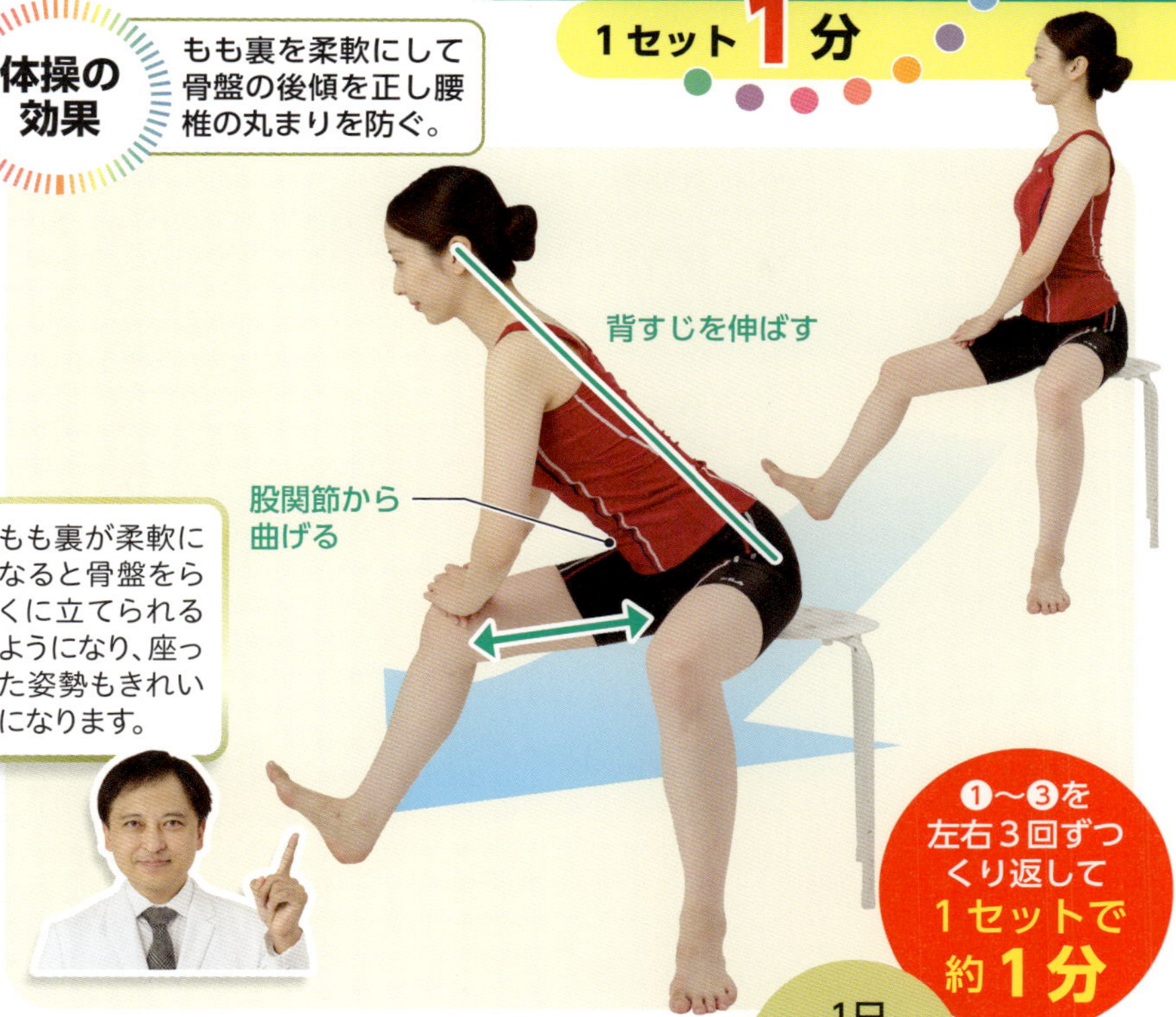
背すじを伸ばす
股関節から曲げる

もも裏が柔軟になると骨盤をらくに立てられるようになり、座った姿勢もきれいになります。

❶～❸を左右3回ずつくり返して1セットで約1分

1日3セットを目安に行う

1. イスに腰かけて左足を左側に開く。右足を一歩前に出し、爪先を上げる。

2. 両手を右足のひざに置いて背すじを伸ばし、口から息を吐きながら上体を右側前方に倒す。ヘソを太ももにくっつけるイメージで右太もものつけ根を曲げてもも裏を伸ばしたら、自然呼吸で10秒キープ。

3. 鼻から息を吸いながら、ゆっくりと❶の姿勢に戻る。

4. ❷～❸を3回くり返したら、左右の足を入れ替えて同様に行う。

上半身と下半身をつなぐ深部筋「腸腰筋」が年とともに硬直すると腰も背中も丸まるため、骨盤・股関節整体「腸腰筋のばし」が誰にも必須

股《こ》関節を曲げて足を前に踏み出したり上に上げたりするときには、**上半身と下半身をつなぐ「腸腰筋《ちょうようきん》」**という筋肉が働きます。腸腰筋は腸骨筋《ちょうこつきん》と大腰筋《だいようきん》の総称で、それぞれ骨盤と太もものつけ根、背骨と太もものつけ根をつないでおり、すべて体の深いところにある**深部筋**です。

年を重ねるうちに**腸腰筋が縮んで硬直すると、股関節が伸ばせないため、体が折りたたまれるようになって腰や背中が丸まる原因**になります。また、腸腰筋が衰えると、太ももを上げられなくなって歩幅が狭まり、股関節がますます硬くなってきます。すると、骨盤が動かしにくくなって、背中の丸まりがいっそう悪化する恐れもあります。1分体操**「腸腰筋のばし」**で腸腰筋を柔軟にしておけば、背骨をまっすぐに保ちやすくなります。

腸腰筋

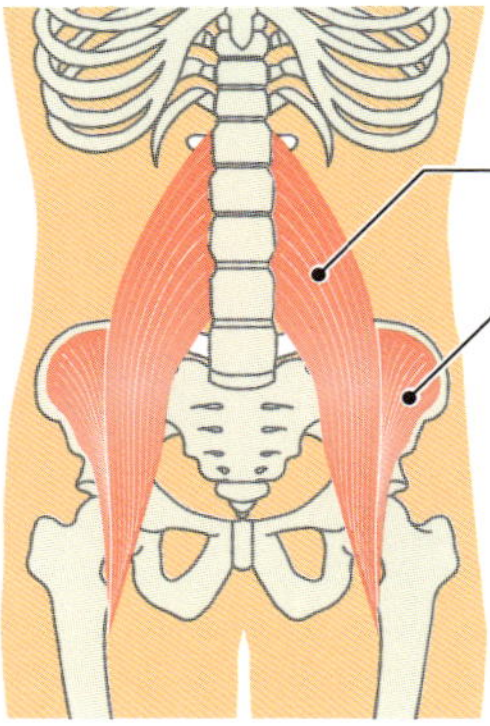

腸腰筋は大腰筋と腸骨筋の総称

骨盤・股関節整体

腸腰筋のばし

1セット1分

体操の効果
腸腰筋を伸ばして柔軟にし、股関節と骨盤の動きをスムーズにして背骨をまっすぐに保ちやすくする。

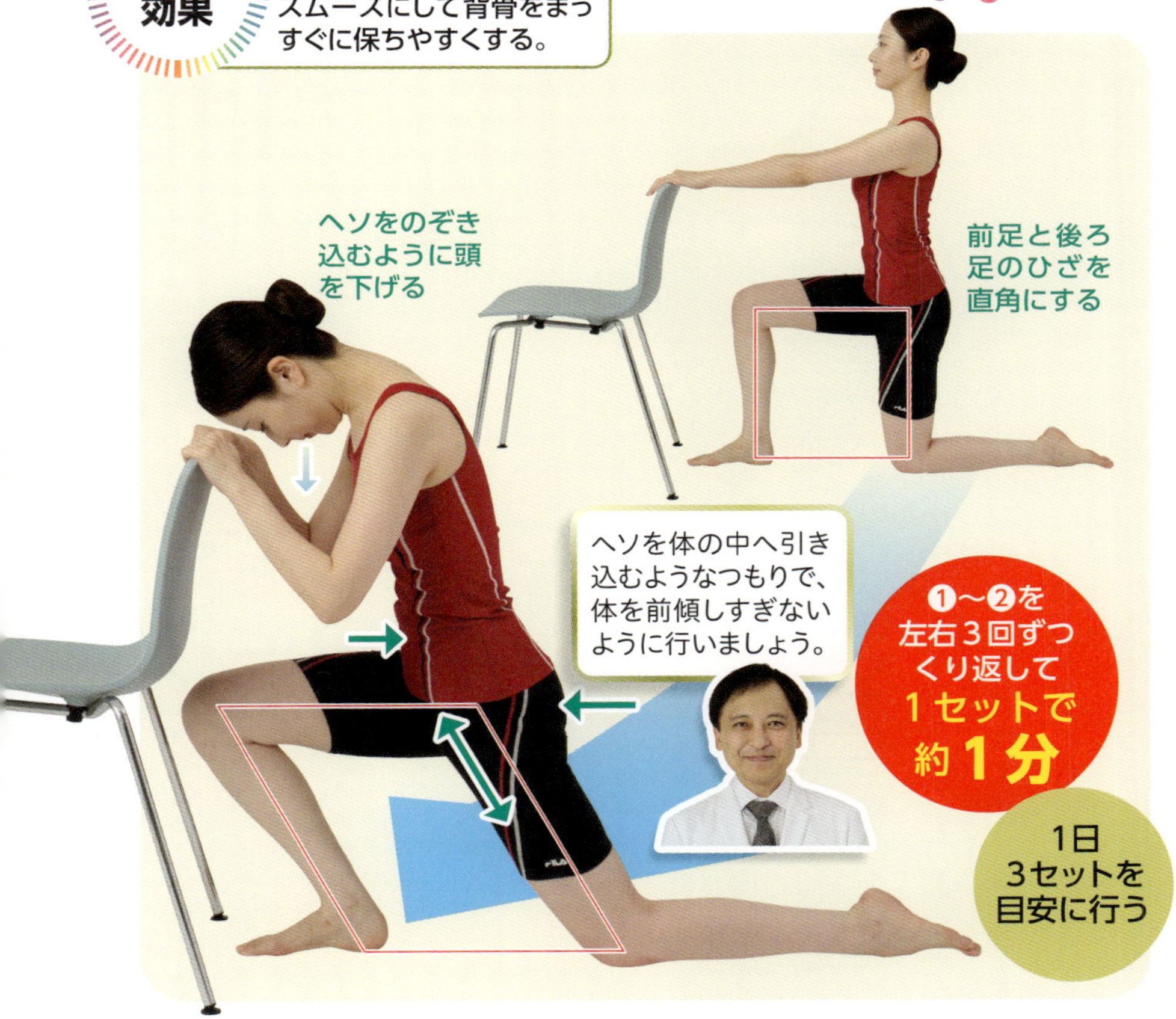
ヘソをのぞき込むように頭を下げる
前足と後ろ足のひざを直角にする
ヘソを体の中へ引き込むようなつもりで、体を前傾しすぎないように行いましょう。
❶〜❷を左右3回ずつくり返して1セットで約1分
1日3セットを目安に行う

1. イスを前に置いてイスの背に両手を置き、右足を前に出して片ひざをつく。

2. 口から息を吐きながら、右ひざを曲げて腰を前に出し、ゆっくりと左足の股関節を引き伸ばす。自然呼吸で10秒キープ。

3. ❶〜❷を3回くり返したら、左右の足を入れ替えて同様に行う。

骨盤・股関節整体「骨盤前後傾エクサ」も行えば座っているときや立っているときばかりか歩いているときの姿勢も正され見た目がパッと若返る

ふだん骨盤の傾きを意識することはあまりないでしょう。しかし、**骨盤が後傾すると腰椎《ようつい》(背骨の腰の部分)は連動して後弯《こうわん》(後ろに傾く)し、背中が丸まる**原因になります。逆に前傾(前に傾く)しすぎるのもよくありません。骨盤が**前傾しすぎると「反り腰」になり、バランスを取ろうとして胸椎《きょうつい》(背骨の背中の部分)の後弯が強まり、ねこ背になる**恐れもあります。骨盤の傾きは背骨の曲がりに大きく影響するのです。1分体操**「骨盤前後傾エクサ」**で、硬くなった骨盤の動きをスムーズにして、骨盤を後傾も前傾もしすぎない正しい位置に保つコツをつかみましょう。イスに腰かけて行うので坐骨《ざこつ》が固定されて骨盤を前後に傾けやすくなり、骨盤を動かして姿勢を正す要領がつかめます。実際に骨盤を動かしてみると、腰椎や胸椎が連動して丸まったり反ったりすることがわかるはずです。骨盤を意識して動かし、正しい位置に保てるようになれば、座ったり立ったりして静止しているときだけでなく、歩行時や動作時の姿勢も正すことができ、見た目がパッと若返ります。

骨盤前後傾エクサ

1セット1分

体操の効果 骨盤をスムーズに動かすコツをつかみ、後傾も前傾もしすぎない位置に保ち、背骨の曲がりを伸ばす。

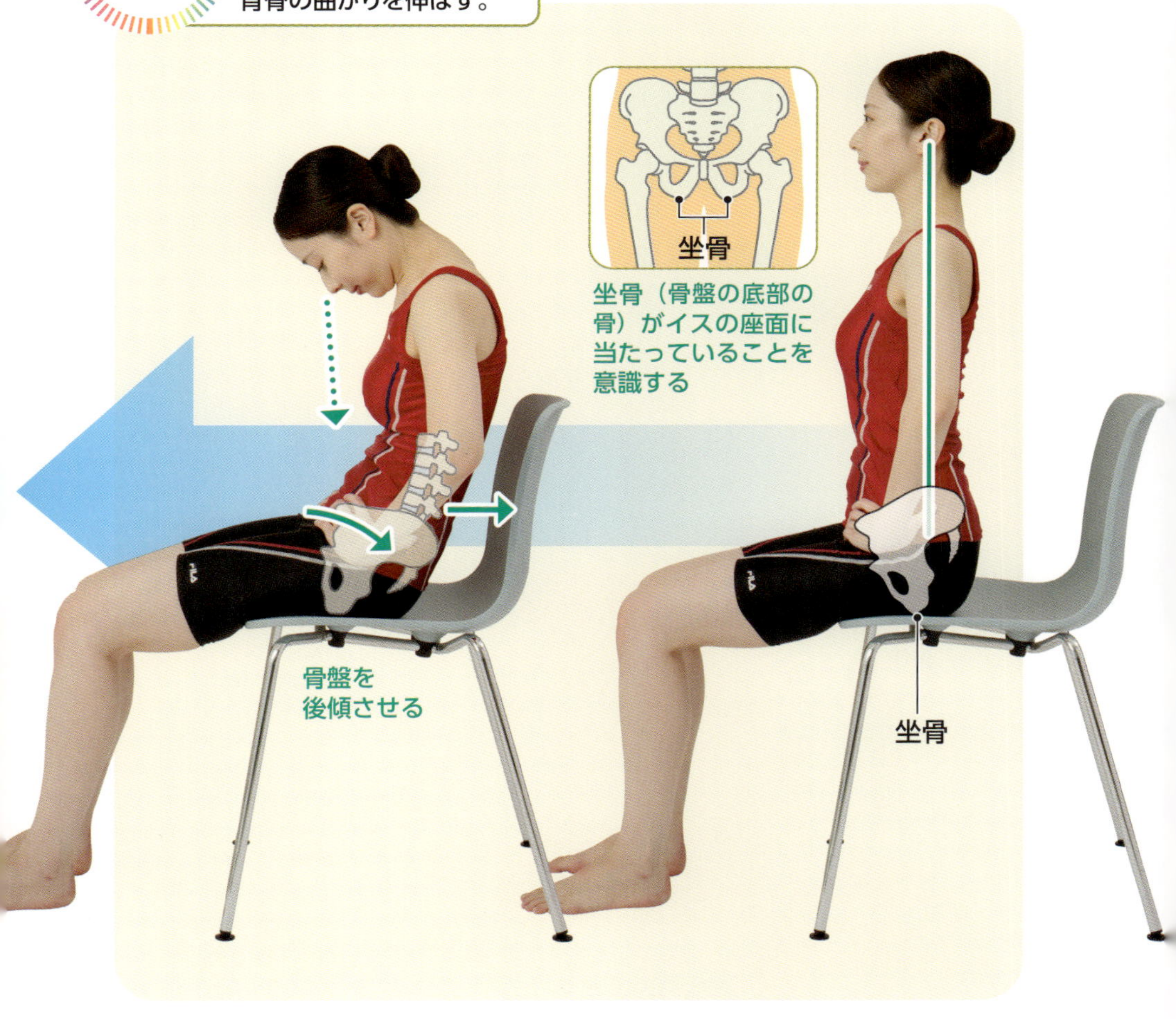

1. イスに浅く腰かけ、骨盤を立てる。両手で腰骨をつかむ。
2. ヘソをのぞき込むようにして、腰を後ろへ引き、坐骨を支点として骨盤の上部をゆっくりと後ろに倒す。

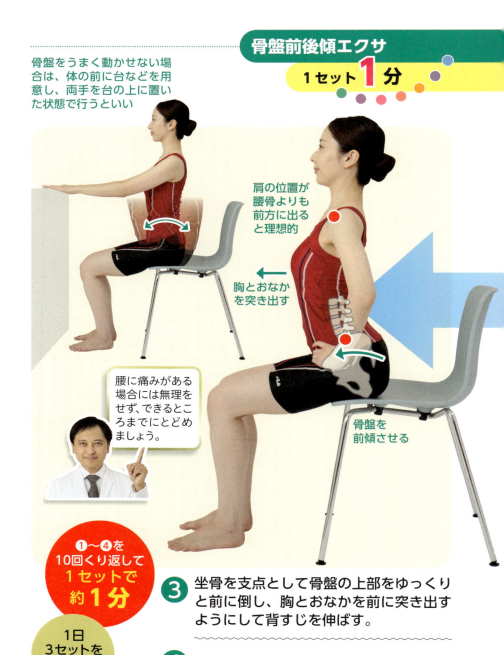

骨盤前後傾エクサ

1セット1分

骨盤をうまく動かせない場合は、体の前に台などを用意し、両手を台の上に置いた状態で行うといい

❶〜❹を10回くり返して1セットで約1分

1日3セットを目安に行う

❸ 坐骨を支点として骨盤の上部をゆっくりと前に倒し、胸とおなかを前に突き出すようにして背すじを伸ばす。

❹ ゆっくりと❶の姿勢に戻る。

症例集

第9章

1分体操で70代80代から

丸まった背中がまっすぐに伸びた人、姿勢よく歩けるようになった人、首こり・肩こりや痛みが改善した人、固定手術を受けずにすんだ人など多数

首下がり症候群で真下しか向けなかったが、首の筋力をつける1分体操を始めたら1時間後に前を向けた

山本寿子《やまもとひさこ》さん（仮名・74歳）は、約1年前から、首が曲がって頭が垂れ下がり、正面を見ようとしても顔を上げにくくなってきたことに気づきました。疲れやこりのせいかと思っているうちに症状がどんどん進み、やがて下あごと胸がくっつきそうなほど頭が下がり、顔を全く上げられなくなってしまいました。

朝起きた直後は顔を少しは上げることができるのですが、すぐに真下しか見られなくなり、家事などがやりにくくてしかたがありません。正面を見て歩くことができず危険なため、日課の散歩に1人で出かけることに大きな不安を感じるようになりました。のどが圧迫されて食べ物を飲み込みにくいうえ、呼吸がつらくて息苦しさも感じるようになり他院を受診したところ、治療法は固定手術しかないといわれ、なんとかしたいと受診されました。

問診と身体所見から、特定の原因がない特発性《とくはつせい》の**首下《くびさ》がり症候群**と診断。運動療法を行うこととなりました。山本さんの首から背中、腰にかけての筋肉は衰え、硬

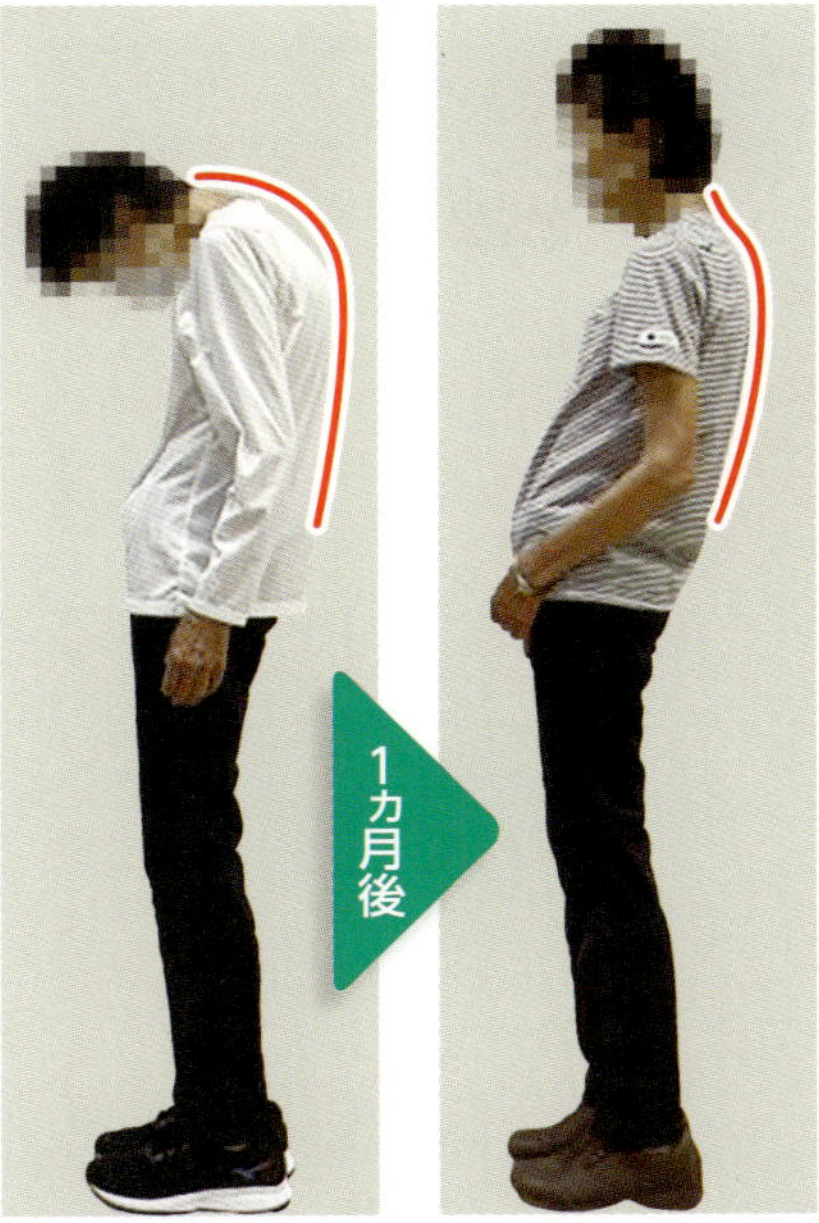

1分体操を1ヵ月続け、首下がりが改善。背中曲がりが回復し、いい姿勢を取れるようになった。身長も伸びて若返った印象。

くなっていました。そこで首の筋肉のマッサージの後、背中の筋肉をほぐすために1分体操**「寝たまま背伸び」**(62ページ)、**「寝たままバンザイ」**(63ページ)、**「背中枕ストレッチ」**(85ページ)を行い、さらに、首の筋力をつけるために**「後頭部おしつけ」**(79ページ)、**「あご引き体操」**(80ページ)を指導しました。**1時間ほどの体操指導の後に立ち上がると、頭を上げて前を向くことができたので、山本さんはビックリ**。ただ、一度きりの運動ではすぐもとに戻る可能性があるため、1週間に1度リハビリに通って1分体操のやり方を覚え、自宅でも行ってもらいました。すると1ヵ月後には、完全に垂れ下がっていた頭を自力で持ち上げられるようになり、日常生活でできることが増え、日課の散歩も続けられるようになりました。

さらに1ヵ月後には、背中の曲がりが伸びて**いい姿勢を維持できるようになり**、**背が高く若返った**印象です。山本さんは、「さらに続けて、もっと姿勢をよくしたい」と前向きに1分体操に取り組んでいます。

背中が丸まってねこ背が強まり、身長が縮んで見えたが、1分体操でまるで別人のようにスッと美姿勢に一変し軽快に動ける

2年前から**軽度の首下がり**の傾向があった大畑良美《おおはたよしみ》さん（仮名・77歳）は、約1年前から症状が悪化。**いったん下を向くと頭が下がりっぱなしになる**ようになり、受診されました。大畑さんを診察すると、胸椎《きょうつい》（背骨の背中の部分）が曲がっている**「背中腰ゆがみタイプ」**（46ページ参照）で、そのせいで首下がりを起こしていることがわかりました。

大畑さんは若いころから、家事などの作業をするときに前かがみになって背中を丸めるクセがあったとのことです。そのせいで、**首こりや肩こりが慢性化**していました。両手を使った作業をしているときだけでなく、歩いているときにも、首や肩が重苦しく感じるのが悩みの種でした。また、背中が丸まっているせいで**身長が縮んで見えるのも気になっていた**ということです。

そこで、おなかを伸ばして胸椎を広げ、背骨の曲がりを正す運動療法を中心に行うこととしました。1分体操**「寝たまま背伸び」**（62ページ）、**「寝たままバンザイ」**（63

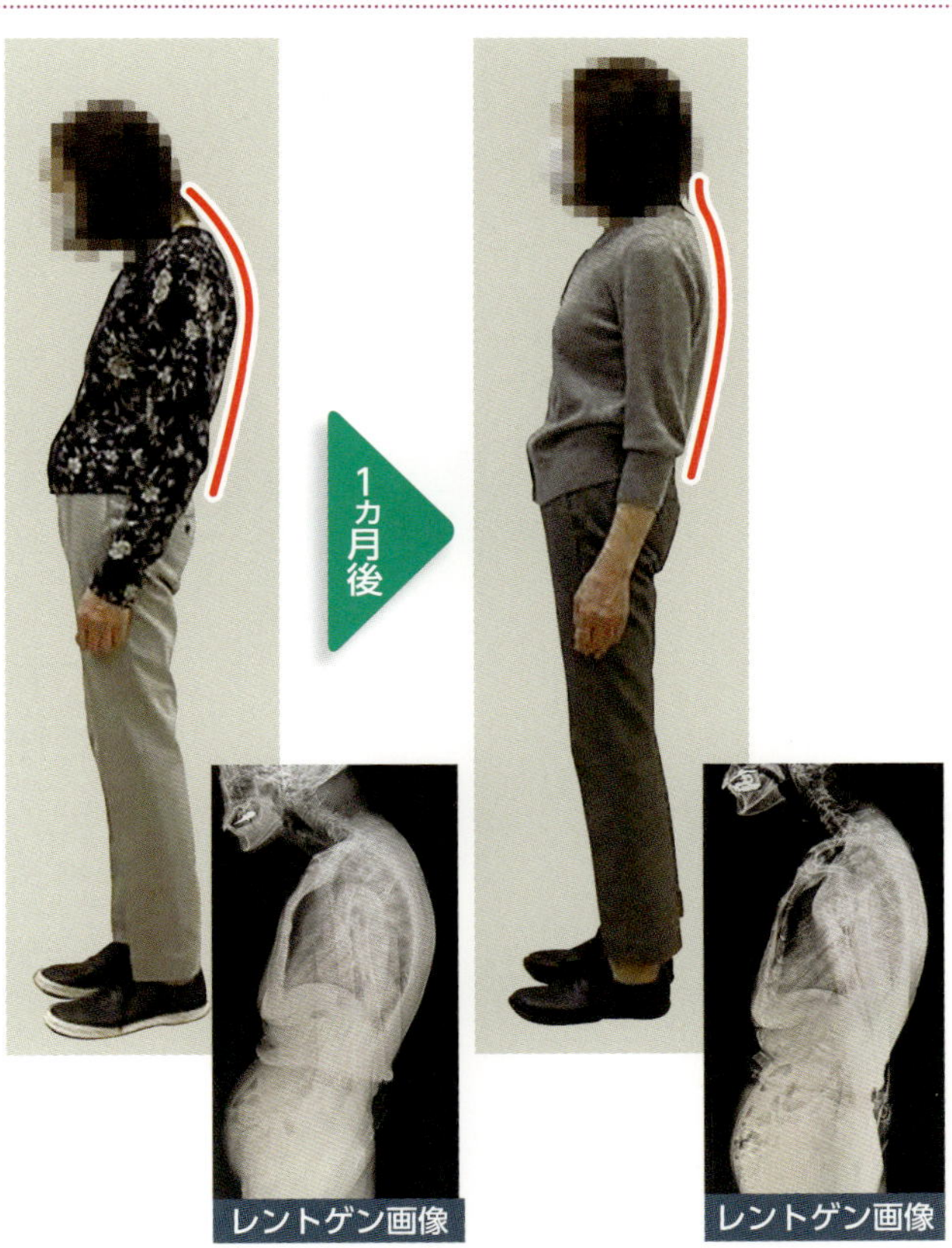

前かがみになって背中を丸めるクセが１分体操で正され、背すじの伸びた美姿勢に。長年悩んできた首こり・肩こりも気にならなくなり軽快に動けるようになった。

ページ）、**「背中枕ストレッチ」**（85ページ）で縮こまったおなかの筋肉を柔軟にして丸まった背骨を正し、背中曲がりのせいで狭まった胸郭《きょうかく》（肋骨《ろっこつ》で囲まれた部位）を広げる**「胸開き背中回旋《かいせん》ストレッチ」**（87ページ）も指導しました。

すると、**約1カ月後には首下がりになることが少なくなり**、首こりや肩こりも軽くなって、**軽快に動けるように**なりました。３カ月たつころには背中の丸まりがさらに改善、**長年悩んだ首こり・肩こりが気にならない時間が徐々に増え**、友人や仲間たちと過ごす時間が増えました。体操の効果を実感した大畑さんは、この姿勢を維持すべく、自宅で１分体操を続けています。

姿勢の悪さから徐々に首下がりになり家事が難しくなったが、1分体操で背中曲がりを改善して回復

3年前、花井《はない》和子《かずこ》さん（仮名・84歳）は、町でショーウインドウに映る自分の姿を見て背中が曲がって姿勢が悪いことに気づき、気づくたびに直すようにしていました。ところが背中が丸まるだけでなく首が徐々に下がり、自力で頭を持ち上げるのが難しくなってきて、**台所仕事など家事全般がやりにくくなった**ため受診されました。

寝たままできる1分体操でおなか側の筋肉をゆるめ、背中側の筋肉を活性化すると同時に、首の筋肉を鍛える**「後頭部おしつけ」**（79ページ）、**「あご引き体操」**（80ページ）を1カ月続けました。すると、背中曲がりが徐々に改善され、同時に首下がりも気にならなくなって、以前と同じように**家事をこなせる**ようになりました。

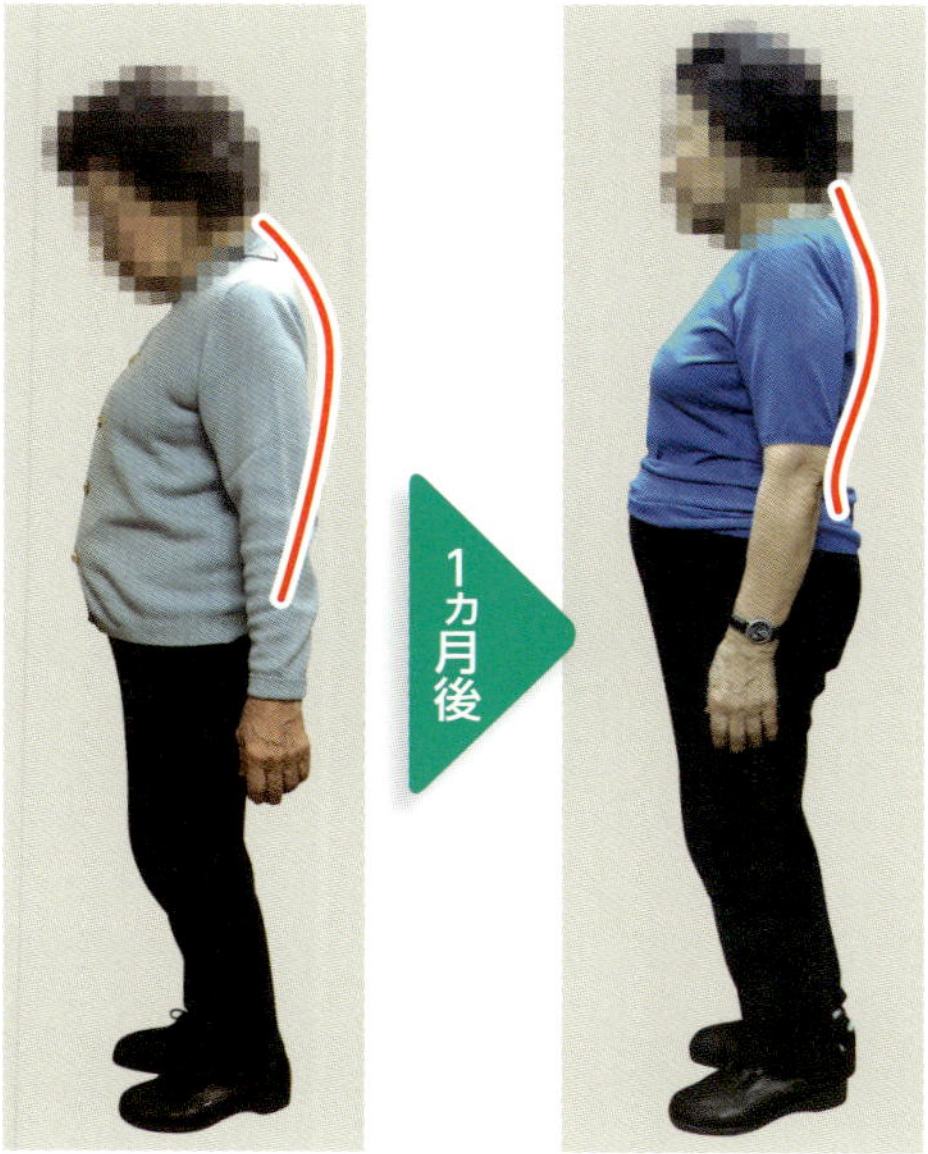

圧迫骨折で背中が曲がったまま固まっていたが、首と腰を動かしたら手術せずとも背すじが伸ばせた

堀栄子《ほりえいこ》さん（仮名・77歳）は、**胸椎《きょうつい》（背骨の背中の部分）**の圧迫骨折（椎体骨折《ついたいこっせつ》）を起こしたことがあり、骨折部位が曲がったまま固まって**背中が曲がっていました**。**背中や腰が動きにくい**中、ご家族の介護を長期間続けてきた結果、**首下《くびさ》がり症候群**を発症したため受診。

胸椎の手術はせず、寝たままできる1分体操を中心にリハビリを行い、骨折した胸椎と隣り合う頸椎《けいつい》（首の部分）と腰椎《ようつい》（腰の部分）を動かせるようにしました。効果を実感した堀さんは自宅でも体操を続け、**2カ月後には首下がりがよくなり美姿勢が実現**。2年たった今も、背すじが伸びた姿勢を維持しています。

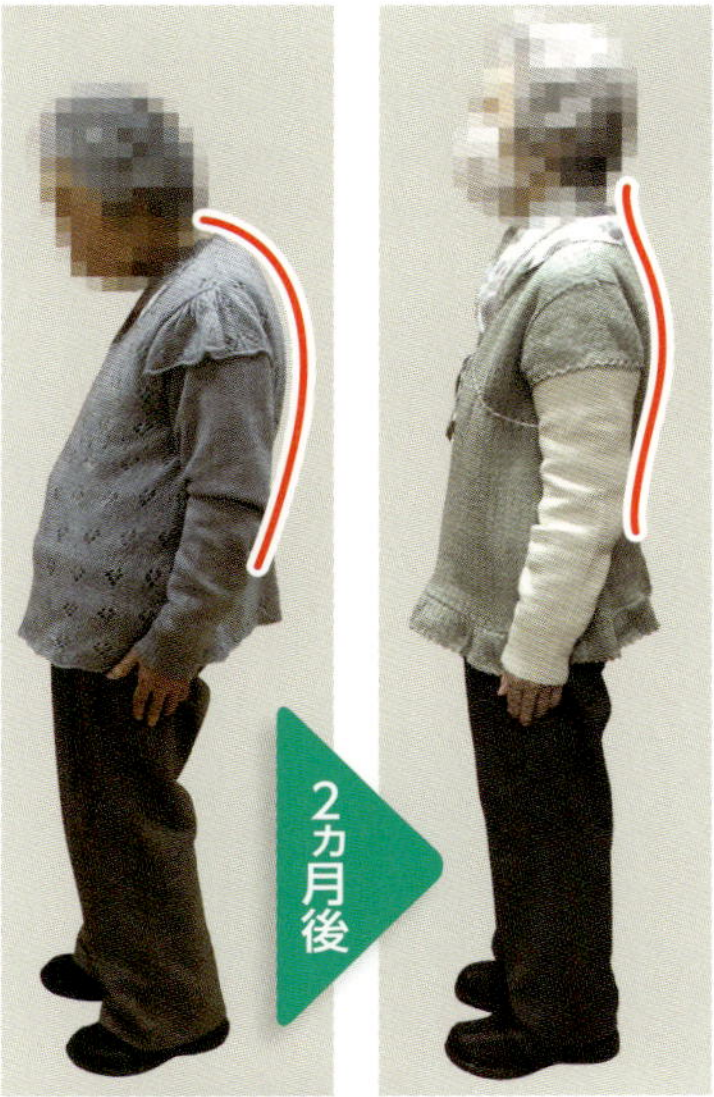
2カ月後

圧迫骨折後の背中曲がりが手術をせずに改善。

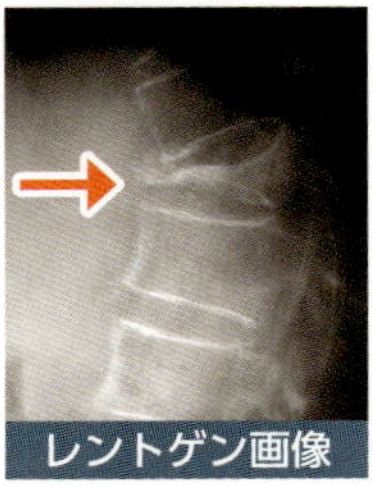
圧迫骨折部位
レントゲン画像

（おなか側⟷背中側）

背中・腰曲がりで歩幅が狭まり歩きにくかったが、背骨のゆがみが正され、若々しく颯爽と歩けるようになった

本宮洋《もとみやひろし》さん（仮名・67歳）は3年前に**首下がり症候群**を発症、私が頸椎《けいつい》（背骨の首の部分）を固定する手術をしました。最近になって胸椎《きょうつい》（背骨の背中の部分）が丸まり、特に歩行中にねこ背が強まり歩きにくくなってきたため、再度受診。本宮さんの姿勢のくずれは、**もも裏の筋肉が衰えて**縮むことで起こる骨盤の後傾と関係している疑いがありました。そこで、もも裏を柔軟にする1分体操**「あおむけひざ抱え」**（70ページ）や**「もも裏のばし」**（95ページ）を中心にリハビリを行い、**「骨盤前後傾エクサ」**（99ページ）で骨盤を後傾させすぎない練習をしました。体操開始後1ヵ月たつころには**見違えるほど若々しい姿勢**になり、**歩きにくさも解消**。さらに1ヵ月後には長い距離でも颯爽《さっそう》と歩けるようになり、効果を実感した本宮さんは、今後も1分体操を続けたいそうです。

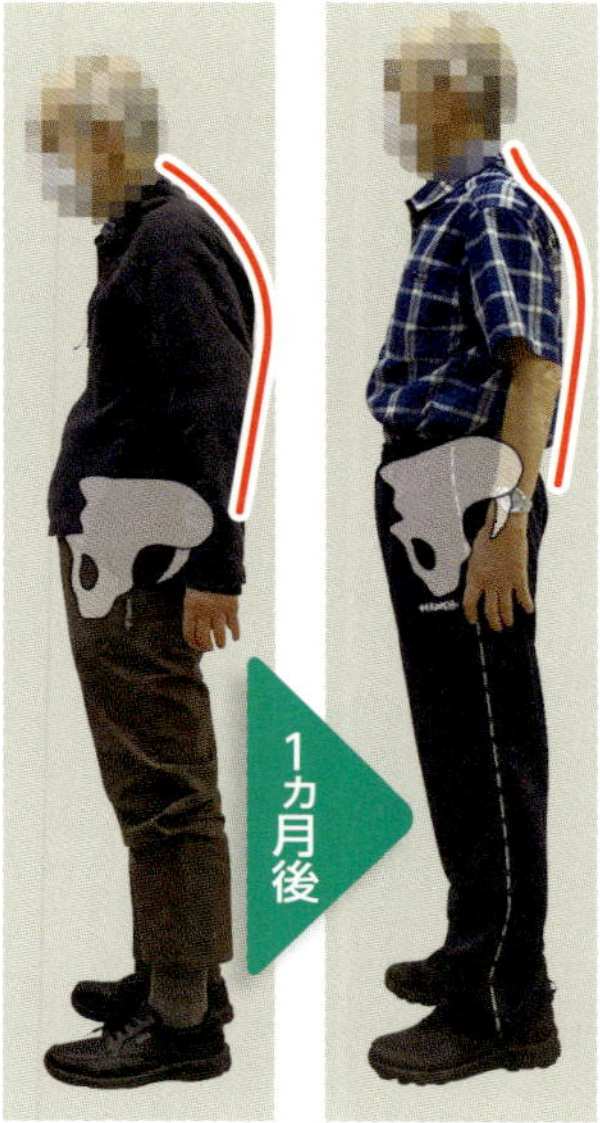

骨盤後傾を正して姿勢改善。

頭をぶつけてから起きた首下がりと首・肩・腕の痛みがおなかのばしと首の筋力強化ですっかり改善

原《はら》ひとみさん（仮名・76歳）は棚《たな》に頭部をぶつけ、数日後に首から右腕にかけて痛みが出現。その後しだいに頭が上げられなくなりました。他院で**首下《くびさ》がり症候群**と診断されてマッサージを受けましたが改善せず、私の診療先を受診。

首の痛みから「背中腰ゆがみタイプ」（47ページ参照）の姿勢になっていたので1分体操**「寝たまま背伸び」**（62ページ）、**「寝たままバンザイ」**（63ページ）などでおなかを伸ばし、**「後頭部おしつけ」**（79ページ）や**「あご引き体操」**（80ページ）で首を持ち上げる筋力をつけることとしました。約1ヵ月間続けた結果、**首をスッと持ち上げて背すじを伸ばした姿勢を保持できるように**なりました。同時に首から肩、右腕にかけての**痛みも改善**、毎日を軽快に過ごせているそうです。

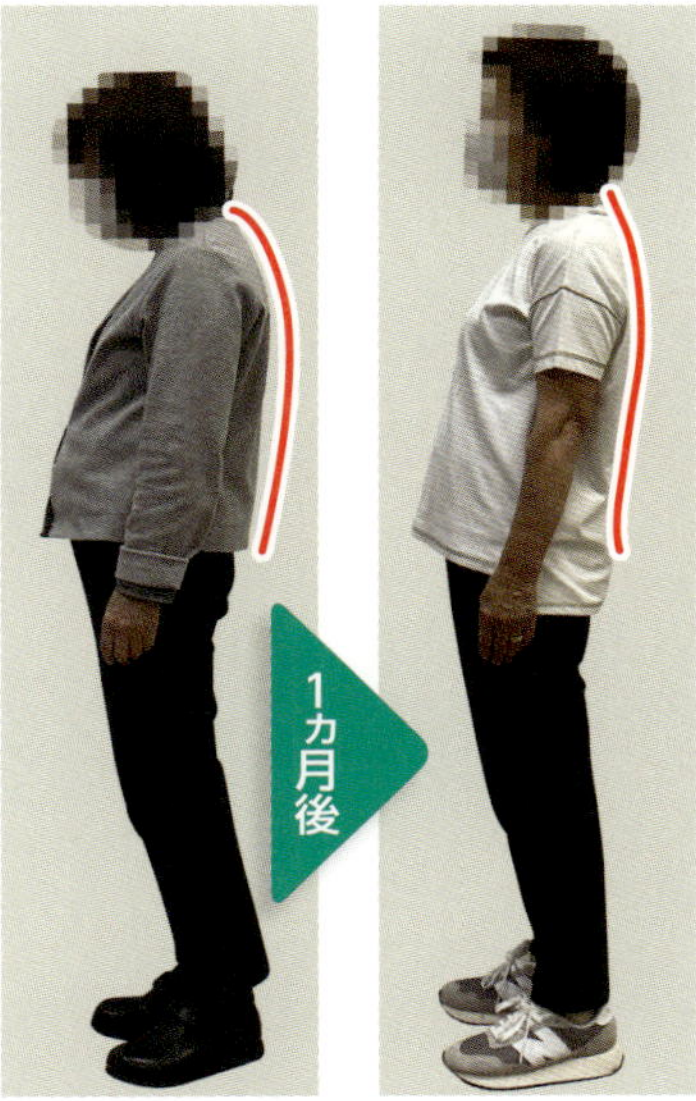

首の痛みで縮こまったおなか側の筋肉を伸ばし、首を持ち上げる筋力をつけて、背すじが伸びた。

首の痛みから徐々に進んだ首下がりが1分体操で改善。いい姿勢で歩けるようになって家族にもほめられた

長沢《ながさわ》千《ち》絵《え》さん（仮名・81歳）は半年前に**首の痛み**で近くの病院を受診、その後1週間で**首が徐々に下がってきた**ため、紹介されて受診しました。長沢さんは首を持ち上げる筋肉が衰えて硬くなっていたため、初診時にはマッサージで筋肉をほぐしてから、1分体操**「後頭部おしつけ」**（79ページ）、**「あご引き体操」**（80ページ）を指導しました。同時に首の痛みが影響して縮んでいたおなかの筋肉を伸ばす1分体操も行ったところ、**30分後には首を上げられるようになりました**。引き続き1ヵ月通院してリハビリを続け、首下がりや首の痛みが改善、**姿勢もきれいに**なりました。さらなる改善をめざして自宅でも体操を継続、おかげで**いい姿勢で歩けるようになって**、家族にほめられたそうです。

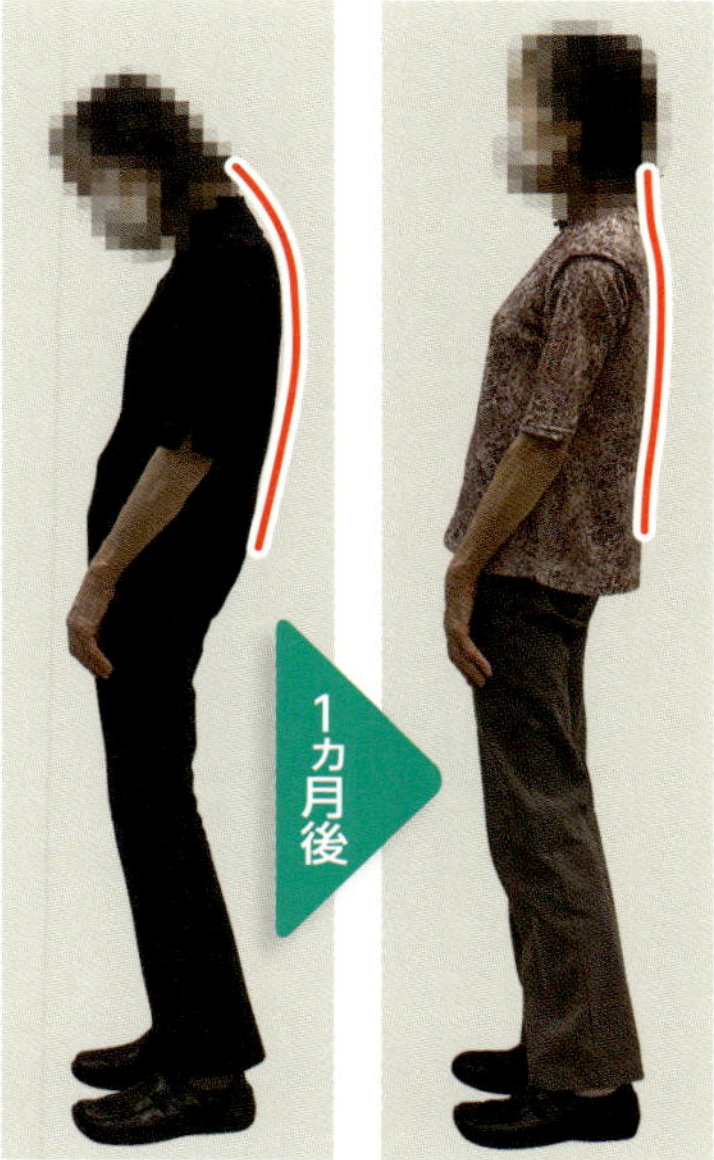

首の痛みから始まった首下がりが1分体操で大きく改善。

手術

第10章

運動療法でよくならず痛み・しびれが強くて日常生活を送るのが困難なら手術を検討。体の負担が少ない「最小侵襲手術MIST」が進化中

背中が丸まり前を向けない、飲食物を飲み込めない、口を開けないなど日常生活に著しく支障をきたし運動療法でよくならなければ手術を検討

背中が丸まり姿勢が悪くなっているなら、**まずは運動療法を試す**ことをおすすめします。人間の回復力には驚くべきものがあり、「1分体操」のように簡単な運動を行って、筋肉がよく働くようにしたり、悪いクセがついた体の動かし方を変えたりするだけで、姿勢が劇的によくなる人がおおぜいいるからです。

ただ、運動療法を試す前に手術を早急に検討すべきケースもあります。手足が動かせないような**強いマヒ**や**排尿・排便障害**などの**神経症状**（44ページ参照）があれば、背骨の中を通る脊髄《せきずい》が首・背中・腰のどこかで障害されている恐れがあります。**脊髄の障害は刻々と進行し、手術を急がないと後遺症が残る可能性もある**からです。

一方、神経症状や強い痛みなどがなくても、背骨の変形が強く、日常生活に大きな支障があり、**運動療法を試しても改善が見られず、患者さんが手術を希望する場合は、手術を検討**します。

例えば、背中や腰の丸まりは、骨がもろくなった高齢者では圧迫骨折を招くこと

もあります。**首下《くびさ》がり症候群**になると、顔を上げて正面を見ることができないため**歩行が困難**になったり**転倒**しやすくなったりと、日常生活を送るうえで無視できない危険があります。また、あごが胸にくっついて口が大きく開けなくなるので食べ物や飲み物を飲み込みにくかったり、**誤嚥《ごえん》**から**誤嚥性肺炎**になったり、のどが圧迫されて**呼吸が苦しく**なったりと、ADL[*1]（日常生活動作）やQOL[*2]（生活の質）が大幅に低下します（29ページ参照）。

現在、日本は5人に1人が65歳以上の超高齢社会で、厚生労働省の調査で、「平均寿命」は男性約81歳、女性約87歳です。ところが、健康上の問題で日常生活が制限されることなく自立して暮らせる期間「健康寿命」は男性約73歳、女性約75歳です。つまり、男女それぞれ約8年、約12年の間は、介護を必要とする不自由な日常生活が続くことになります。**生涯健康で自立した日常を送るためには、ADLやQOLの低下を招く悪い姿勢を、「年だから」と放置するのは得策ではありません。手術で背骨を矯正すれば、見た目年齢は10～20歳は若返ります。**姿勢の悪さに悩んで暗い気持ちで過ごすよりはと、手術を選択する患者さんもいます。最終的に手術を選択するかどうかは、今後どんな生活を送りたいかという患者さんの希望を尊重して決めることになります。

＊1 ADL=Activities of Daily Living。食事・着替え・移動・排泄・身だしなみを整える・入浴など日常生活において不可欠な基本的行動のこと。＊2 QOL=Quality of Life。

背骨のゆがみを金属で矯正する「脊椎固定術」ひと昔前は十数センチの切開が必要だったが、今はわずか数センチの最小侵襲の傷口で固定できる時代に

脊椎《せきつい》（背骨）の手術には、大きく分けて2つあります。一つは**神経への圧迫を取り除いて痛みやしびれを和らげる「除圧術」**、もう一つは**曲がったり不安定だったりする背骨の並びを整えてチタンなどの金属のボルトで固定する「固定術」**です。

背骨の曲がりを矯正する目的で行う手術としては、通常は固定術が選択され、除圧術だけを単独で行うことはありません。背骨の変形から骨棘《こつきょく》（骨がトゲ状に変化したもの）などが生じて神経が圧迫され、痛みやしびれが現れている場合は、神経を圧迫している原因を取り除く除圧術の後に固定術を行います。

除圧すれば症状は緩和されますが、それだけでは曲がった背骨を正すことはできません。また、骨棘などは椎間板《ついかんばん》（椎骨《ついこつ》と椎骨をつなぐ軟骨組織）が加齢によってつぶれて椎骨が正常な位置からずれるにつれ、その動きを止めようと

骨棘

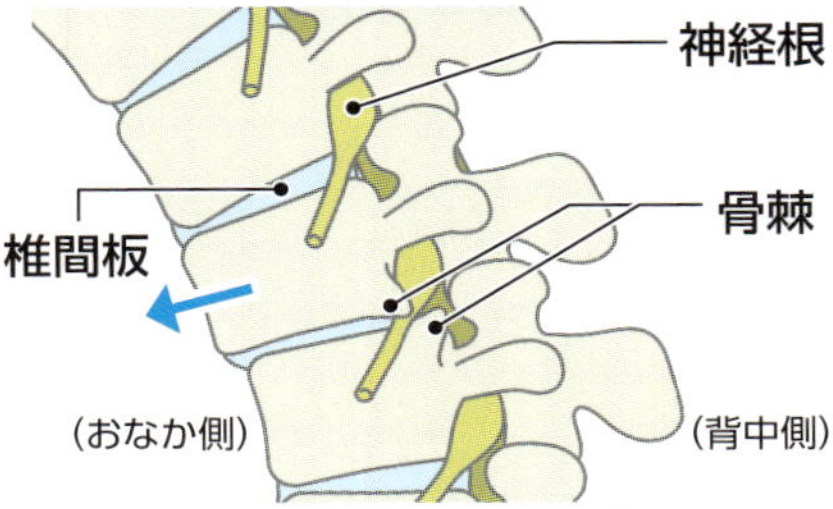

椎間板が加齢などによりつぶれて椎骨がずれると、その動きを止めようとして骨棘が形成され、神経を圧迫する。

最小侵襲の内視鏡手術 MIS-TLIF

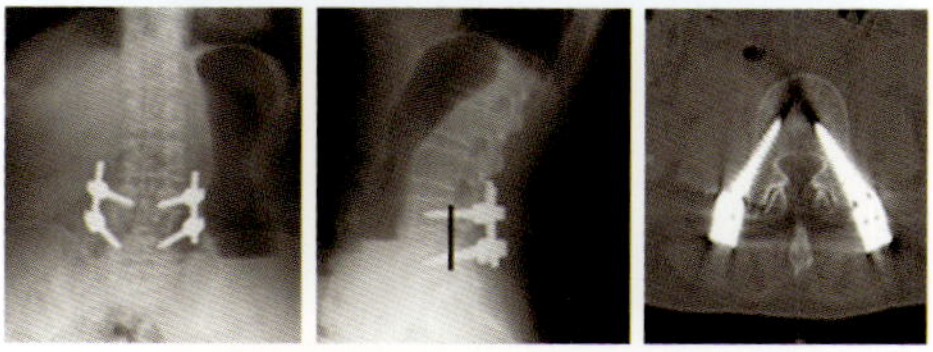

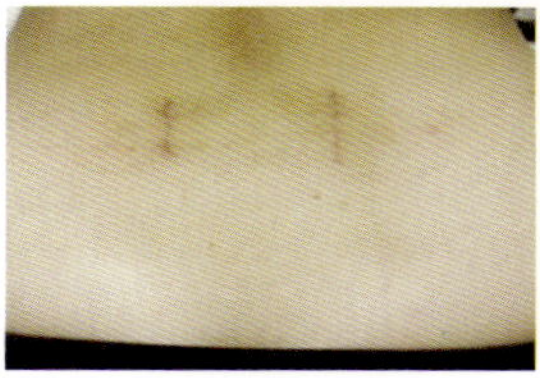

背中側2ヵ所を約3センチ弱切開し、内視鏡を挿入して背骨を金属製のボルトで固定する手術。

して形成されるものです。したがって、これを取り除くだけでは背骨のズレや曲がりなどの変形がいっそう進む恐れがあります。そのため、背骨の変形による痛みなどに対して除圧を行う場合、除圧術の後に固定術で背骨を固定する必要があるのです。

固定術では、つぶれた椎間板内に人工の骨を移植して背骨の並びを整えた後に、ボルトなどで椎骨を固定します。従来は約12~15センチも切開する手術が行われていましたが、切開部が大きいため出血量が多く、傷口がふさがるまでに長い時間を要し、術後の痛みが長引き入院期間が長いなど、患者さんの負担が大きいという問題がありました。

しかし近年の技術の進歩はめざましく、現在は**約3センチ弱という小さな切開部2ヵ所から内視鏡を挿入し、軟部組織を極力傷つけないように行う手術が主流**です。

病状にもよりますが、例えば腰椎を固定する**＊MIS・TLIF《エムアイエス ティーリフ》（最小侵襲腰椎後方椎体間固定術）**では手術の翌日から立って歩くことができます。入院期間も最短で約7日程度ですみ、患者さんの負担は大幅に軽減されています。

＊MIS-TLIF=Minimally Invasive Surgery-Transforaminal lumbar Interbody Fusion。「最小侵襲」は、手術による皮膚の切開や痛み、出血などの体の損傷（侵襲）をできるだけ少なくすること。最小侵襲の脊椎安定手術をMIST（Minimally Invasive Spine Stabilization）という。

固定術を受ければ背骨が矯正され痛みも解消するが固定した部位は動かなくなり隣接部位の負担が増し新たな障害も起こりやすいため慎重に適用

固定術には曲がった背骨を引き起こし、背骨がグラグラと不安定な場合でもしっかりと安定させられるというメリットがあります。背骨の椎骨《ついこつ》が前後にずれていたり（すべり症）、背骨が左右に曲がったりねじれたり（変性側弯《そくわん》症）していても、背骨の並びを正して矯正でき、安定させることが可能です。

ただ、どんな手術にもメリットとデメリットがあり、固定術も例外ではありません。

固定術を行うと固定した部位は動かなくなり、背骨の曲がりからくる痛みが解消し、曲がりもなくなります。それは一方で、椎骨全体が連携してしなやかに動くはずの背骨で、動く部位が減ったということです。そのため、固定した部位に隣接する部位には負担が集中しやすくなります。術後何年かたつと、手術した部位とは別の部位でズレや曲がりが生じたり、圧迫骨折（29ページ参照）や脊柱管狭窄症《せきちゅうかんきょうさく》*などが起きたりするケースは少なくありません。

＊背骨中央にある脊髄の通り道（脊柱管）が狭まり、中を通る神経が締めつけられて足腰に痛みやしびれが現れる病気。

固定術後は隣接部位に負担がかかる

（模式図）

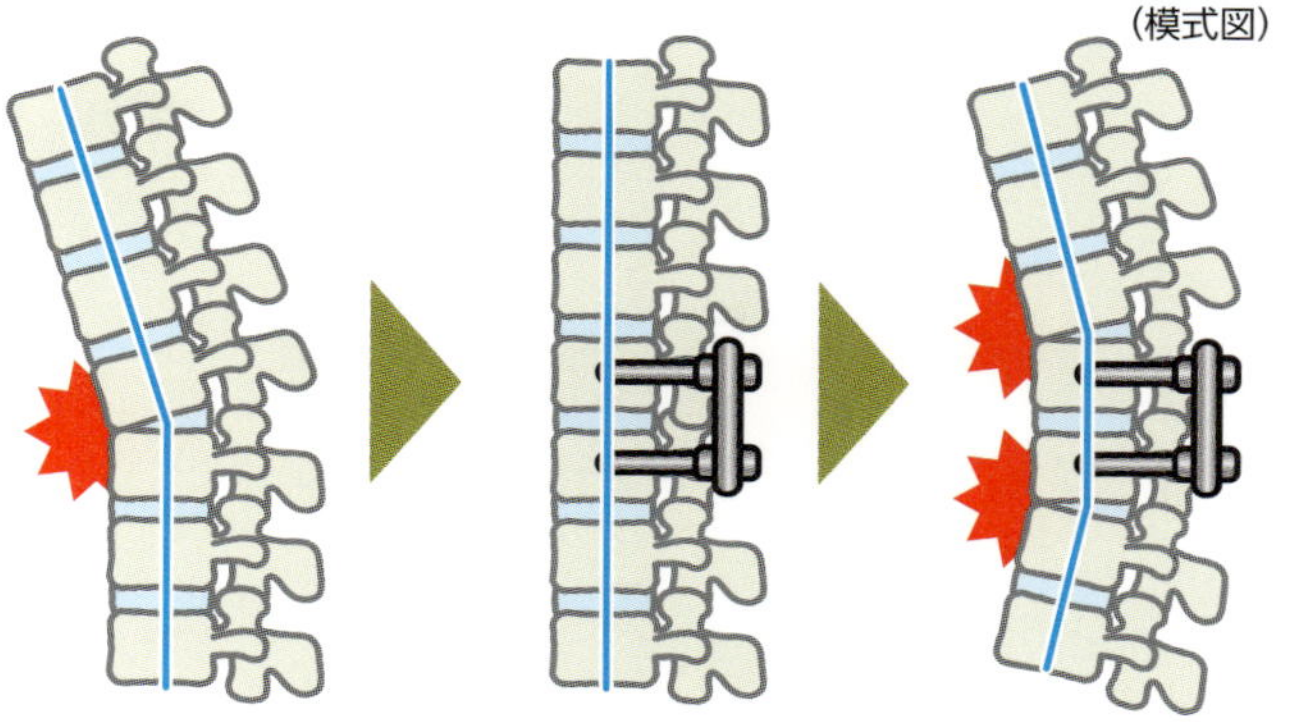

曲がりが強い部位を固定術で固定すると、手術した部位の曲がりは解消されるが、動作時に隣接する部位に負担が集中しやすくなり、障害が起こることがある。

椎骨のズレや圧迫骨折、脊柱管狭窄症の発症には加齢という要素がかかわることを考えるとある程度はやむを得ない面もありますが、**術後にも運動療法は有効**です。固定した部位以外の背骨を運動療法でよく動くようにしておくこと、骨盤を動かす筋肉や太ももの筋肉を柔軟に保つことによって、**固定部位に隣接した部位で障害が起こるのを防ぐ効果が期待できる**からです。

患者さんにとって手術を選択するには迷いもあるかもしれませんが、現代では脊椎《せきつい》（背骨）手術は大きく進歩し、体に負担が少なく安全性の高い方法で背骨の曲がりを正せるようになっています。さらに、術後に充実したリハビリプログラムが用意されている医療機関も増えてきました。それでも固定術を検討するさいは、メリットとデメリットについて医師からよく説明を受け、十分に納得したうえで、手術を受けるかどうか患者さん自身が判断すべきです。

腰の背骨が大きくズレたすべり症による脊柱管狭窄症で20メートルも歩けなかったが最小侵襲の固定術で痛みなく2時間歩けるまでに回復

佐《さ》藤《とう》真《ま》弓《ゆみ》さん（仮名・44歳）は、初診の1年ほど前から腰痛に悩まされるようになりました。痛みは日に日に増し、両足に坐《ざ》骨《こつ》神経痛が出るようになり、ちょっと長い距離を歩こうとしても、足の痛みでそれ以上歩けなくなる間欠性跛行《かんけつせいはこう》が現れました。連続して歩ける距離がだんだん短くなって、一度に20メートルくらいしか歩けず、通勤や家事など日常生活が大きく制限されていました。

レントゲンやＭＲＩ（磁気共鳴断層撮影）でくわしく検査をすると、椎間板（椎骨と椎骨をつなぐ軟骨組織）の変性から第４腰椎《ようつい》が大きく前にずれた腰椎変性すべり症（高度すべり症）で、腰椎の反りが強く脊柱管《せきちゅうかん》（背骨の中央を通る神経の通り道）が著しく狭まっていました（脊柱管狭窄《きょうさく》症）。腰椎の脊柱管には脊髄《せきずい》から続く馬尾《ばび》という神経が通っており、ここが圧迫されると下肢《かし》にしびれやマヒなどの症状が現れます（45ページ参照）。

重い間欠性跛行で日常生活に支障をきたしているうえ、薬物療法や運動療法が奏

佐藤さんの術前・術後のレントゲン画像

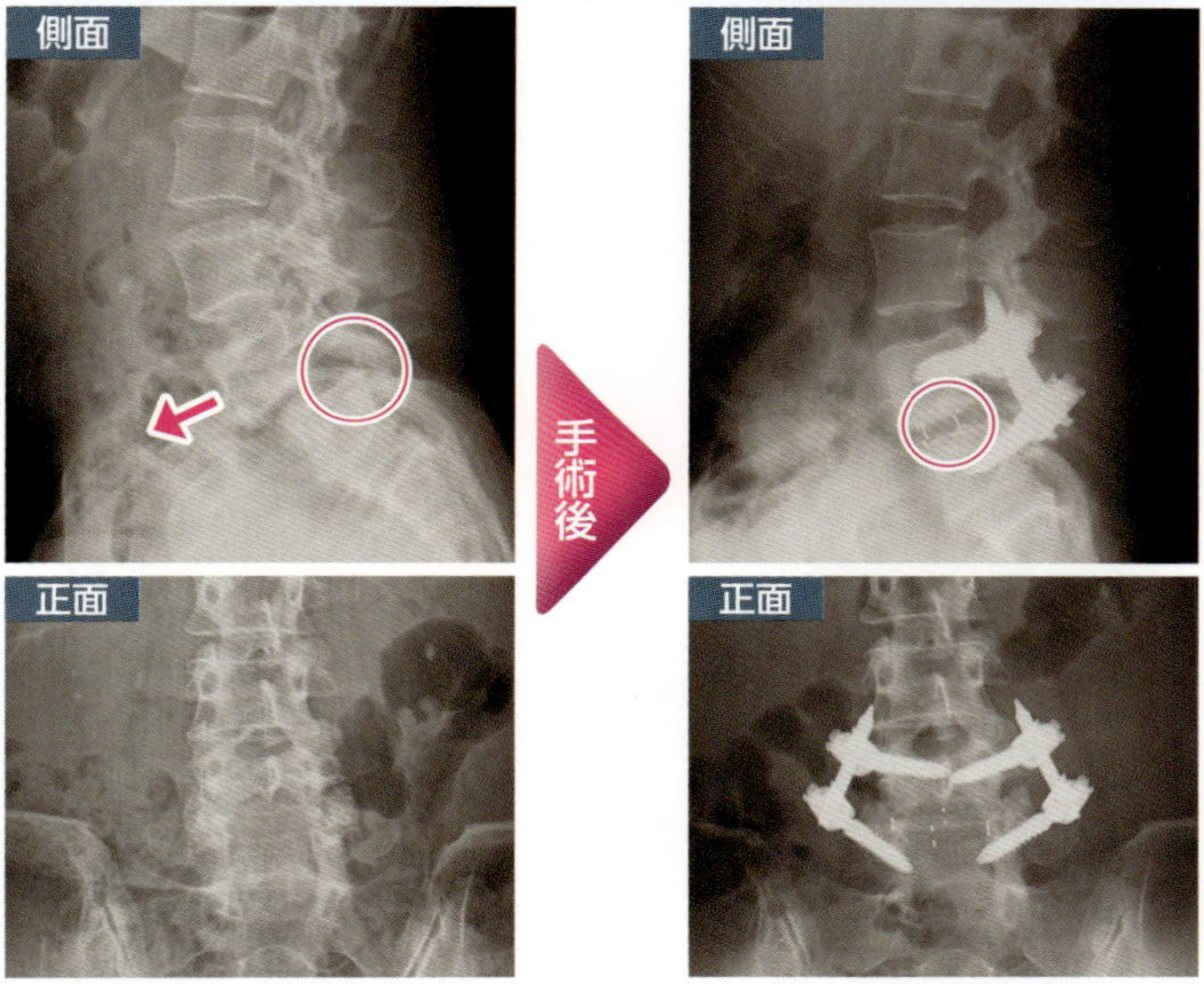

【手術前】第4腰椎（上写真矢印）が前にすべり、腰が反っていた。脊柱管が狭まって（○印）神経を圧迫しているため、腰や両足に痛みが現れていた。

【手術後】第4・第5腰椎の椎体を固定（上写真○印）後、金属製のボルトで後方から椎体を固定（下写真）し、痛みが消失した。

功せず、このまま放置すれば神経へのダメージが進み、下肢のマヒや排尿・排便障害が現れ、後遺症が残る可能性もあることから、手術を受けることになりました。

術式は体に負担の少ない**LIF法**＊1と**PPS法**＊2を採用し、腰の側方約3センチの切開部から手術器具を入れて第4・第5腰椎の椎体をつなぐLIF法を行った後、背中を小さく切開して金属のボルトで椎体をしっかり固定するPPS法を行いました。全身麻酔下で90分の手術が終了した後には、両足の激痛は大幅に改善。**約1週間の入院**後、**自力で歩行**して退院することができました。

1ヵ月後の診察時には、**腰も両足も痛みが完全に消失**し、姿勢よく**2時間も歩けるようになった**と笑顔を見せてくれました。

＊1 Lateral Interbody Fusion＝側方経路椎体間固定術。体の側方の小さな切開部から手術器具を入れて椎骨を固定する。＊2 Percutaneous Pedicle Screw＝経皮的椎弓根スクリュー。背中を小さく切開するだけですみ、筋肉を傷つけないため出血量や術後の痛みが少ない。

椎間板ヘルニアの激痛のために背骨が後ろと横に弯曲したが、局所麻酔の日帰り内視鏡手術で痛みが消え姿勢が自然とよくなった

黒田《くろだ》綾《あや》さん（仮名・67歳）は初診の6ヵ月前から腰と左足の痛みに悩まされ、左足に体重をかけると激痛が走り、**2分歩くのがやっと**でした。**腰椎椎間板《ようついついかんばん》ヘルニア**＊1による**足の筋力低下**と**神経マヒ**で直立できず、痛みをさけようと体を曲げるため背骨が丸まり、横にも曲がっていました**（後側弯症）**。

保存療法での改善は困難と思われ、**局所麻酔下**で腰の側方8ミリの切開部から内視鏡を入れて手術する**FESS法**＊2で、神経を圧迫しているヘルニアを切除しました。手術時間は約60分、術後2時間の安静後に**自力歩行で帰宅**できました。1週間後には足腰の痛みは完全に消えたため、姿勢が自然によくなって、**長時間歩けるように**なりました。

黒田さんの術前・術後のレントゲン画像

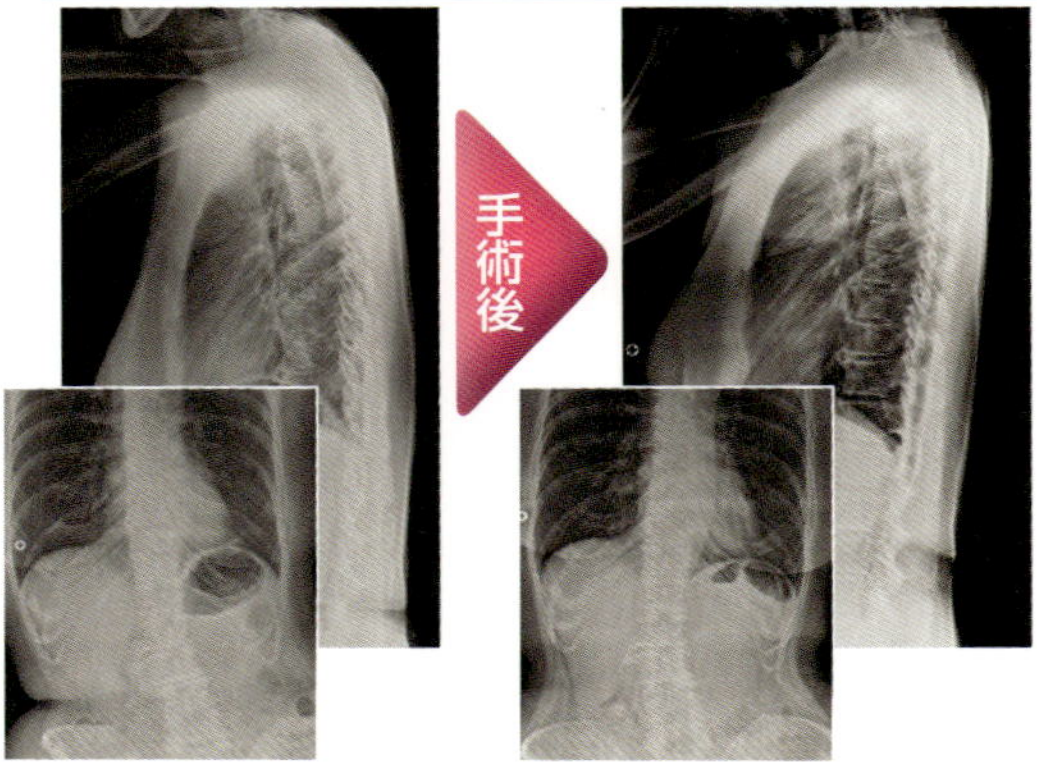

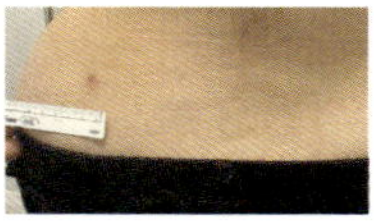

（上）痛みで背骨が前と、側方にも曲がっていたが、手術で痛みが消失して姿勢が改善。

（右）手術痕はわずか約8ミリ。

＊1 腰椎（背骨の腰の部分）の椎間板内部の髄核が飛び出て神経を圧迫する病気。
＊2 Full-Endoscopic Spine Surgery＝全内視鏡下脊椎手術。

前が見られず歩くのも困難な首下がり症候群だったが頸椎を固定する手術で顔が上げられるようになり2年後もいい姿勢で杖なしで歩ける

林さんの術前・術後の姿勢変化

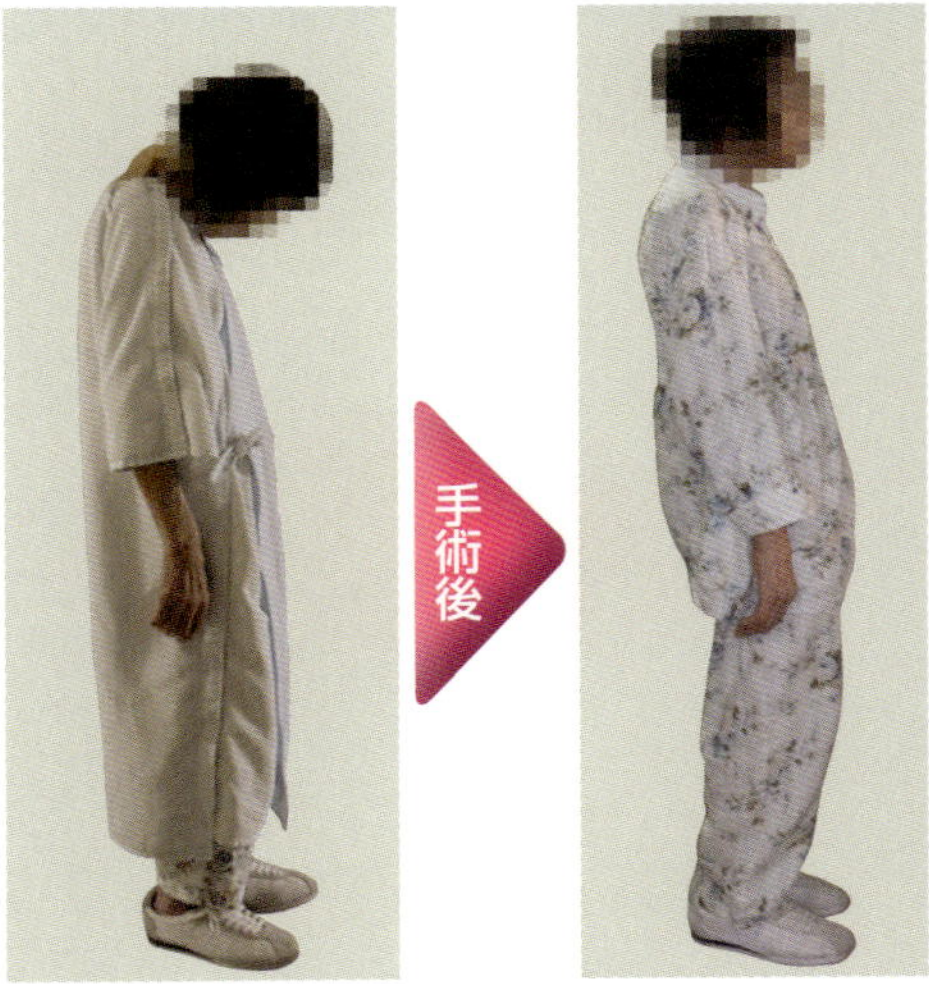

起床時から頭が下がり前を向けない重度の首下がり症候群だったが、頸椎固定術後は介助や杖がなくても自立して歩けるようになった。

林祐子《はやしゆうこ》さん（仮名・72歳）は2年前に**首下《くびさ》がり症候群**を発症。症状がしだいに重くなり、立って前を見ることができず、家事ができないばかりか、歩くのも難しくなってきました。さまざまなリハビリを試しましたが効果がなく、金属製のボルトで頸椎《けいつい》（背骨の首の部分）を背中側から固定する手術を行うことになりました。全身麻酔下で125分間の手術は出血量もわずかで終了。術後**約2週間で退院**し、手術部位が安定するまでの3ヵ月間は首回りに装具を着け、2週間に1度の通院で**歩行訓練**を行いました。**手術から2年たった現在も、顔を上げたいい姿勢を保ち、毎日を過ごせています。**

20年来の重度の腰曲がりと腰痛が椎間板に人工の骨を入れて背骨の並びを整える手術で解消。姿勢よく自立して歩けるようになった

小山《こやま》節子《せつこ》さん（仮名・81歳）は20年前から**重度の腰曲がり**で腰痛があり、1年前からさらに痛みが悪化、**シルバーカーを使ってもほとんど歩けない**状態でした。このままでは寝たきりになると危機感を抱いた小山さんは手術を決意。体に負担の少ないLIF*法で手術を行うことになりました。全身麻酔下で約4㌢の切開部2ヵ所から手術器具を入れ、腰椎《ようつい》（腰の部分）の変形した椎間板《ついかんばん》（椎骨《ついこつ》と椎骨をつなぐ軟骨組織）4ヵ所を取り除いて人工の骨とインプラントを設置し、背骨の並びを整えて固定。手術翌日から歩行訓練を開始して、**10日後には退院**となりました。固定部位に隣接する背骨を柔軟にするため**1分体操**を指導し、自宅でも続けたところ順調に回復。術後1年たった現在も、**姿勢よく自立して30分の歩行が可能**です。

小山さんの術前・術後のレントゲン画像

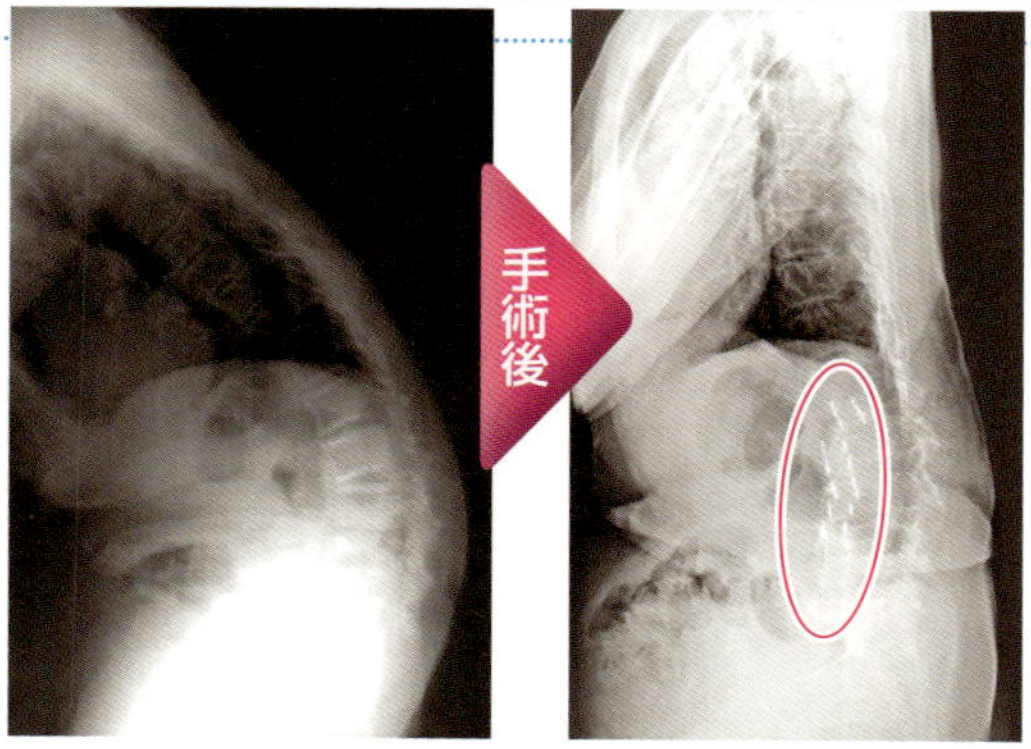

腰椎のつぶれた椎間板を取り除いて人工の骨とインプラントを入れ（○印）、背骨の並びを整えて固定し、腰曲がりと腰痛が解消した。

＊Lateral Interbody Fusion＝側方経路椎体間固定術。体の側方から手術器具を入れて椎骨を固定する。

背骨を守る生活

第11章

背骨のゆがみは生活習慣病！
丸まった背中・曲がった腰・うつむいた首を正す！ 悪化を防ぐ！
今日からできる姿勢正し・食事正し・寝具正し

丸まった背中のほとんどは生活習慣病で ふだんの姿勢や動作による負担の蓄積で 背骨がゆがむため若いうちから姿勢正しが必要

生活習慣病の進行や発症には、食事や運動の習慣、休養、喫煙、アルコール摂取などの生活習慣が関係します。「生活習慣病」というと一般には糖尿病やがん、心臓病、脳卒中などを連想しますが、**背骨が丸まる背骨のゆがみ**も、生活習慣が関係して少しずつ進むものです。また、**要支援や要介護に至る原因のうち最も多くを占めるのは運動器の障害（転倒、骨折、関節の病気など）**であることを考えれば、**姿勢の悪さ**も、注意すべき生活習慣病の一つといえるでしょう（次ページのグラフ参照）。姿勢の悪さは**ロコモ***の原因になるとして、日本整形外科学会もいい姿勢を保つことの重要性を呼びかけています。

しかし、ひと言で生活習慣といってもさまざまな要素があり、背中の丸まりに関していえば、ちょっとした動作のクセなど、本人も気づきにくい習慣も影響します。ふだんの姿勢の悪さや動作のクセからくる偏りが蓄積していって、背中が徐々に丸まってくるのが普通です。

＊ロコモティブシンドローム＝運動器（体の運動にかかわる骨格・筋肉・関節・神経などの総称）の障害のために立ち歩く身体能力が低下した状態。

例えば、若いころから偏食がちな人が、運動習慣を持たず、軟らかなソファで長時間座って過ごす生活をしていて、だんだん背中や腰が曲がり、痛みが出てきたとしたらどうでしょう。改善すべきなのは食事でしょうか、運動習慣でしょうか。それともソファを買い替えるべきでしょうか。

ここで重要なのは、いったん立ち止まり、**「何げなく過ごしてきた日常生活を包括的に見直す」**ことです。

要支援・要介護の原因

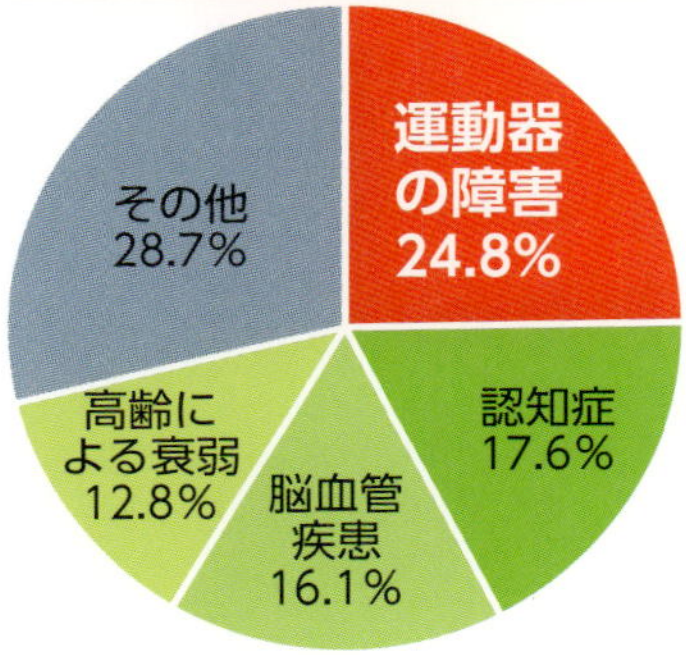
運動器の障害 24.8%
認知症 17.6%
脳血管疾患 16.1%
高齢による衰弱 12.8%
その他 28.7%

(日本整形外科学会「ロコモONLINE」より)

ふだん自分がどんな**姿勢**を取りがちか、背骨に負担をかける**動作**をしていないか、**食事**に偏りがないか、**骨**や**筋肉**が弱ってきていないかなどを総ざらいしてみましょう。

次ページから、筋力を強く保つ方法、骨を強く保つ方法、ふだんの姿勢の心がけ、寝具、枕、靴など、生活習慣をどう改めれば背骨の曲がりを予防できるかについて説明していきます。これらをもとに、なるべく若いうちから自分の生活習慣を見直し、姿勢や動作を正すことが、背骨のゆがみの悪化を防ぐことにつながります。

筋力を保つには**適度な筋トレ**をしながら**たんぱく質を過不足なくとる**ことが重要で、卵や低脂肪肉、魚、納豆で難なく補える

私たちの体には心臓を動かす心筋、内臓や血管などを構成する平滑筋《へいかつきん》、手足など体を動かすために使われる骨格筋という3種類の筋肉がありますが、通常「筋肉」といえば骨格筋を指します。骨格筋は文字どおり骨格に付着し、背骨をはじめとする骨を動かしていろいろな動作をしたり、骨格を一定の形に保つことで姿勢を維持したりします。心筋や平滑筋とは異なり、自分の意志で動かすことができるのも特徴で、正しい姿勢を保つために重要な筋肉です。

筋肉の力を保つための生活習慣として心がけたいのは、**「食事」**と**「運動」**です。

まず、筋肉はたんぱく質でできているので、たんぱく質の摂取量が不足すると筋肉量が減少して筋力が衰え、姿勢を維持しにくくなります。また、体を少し動かしただけでも疲れやすくなり、活動量が減ってしまいます。姿勢を維持する筋力をつけるには、食事でたんぱく質をとることが欠かせません。

たんぱく質は、毎日3食の食事で過不足なくとる必要があります。「過不足なく」

というのは、たんぱく質を一度にまとめてとっても、利用しきれない分は余りとして排出される一方、たんぱく質が不足したまま空腹になると筋肉のたんぱく質が分解され、エネルギーとして使われてしまうからです。そのため、**たんぱく質は3食均等に20〜30グラムをとるといい**といわれています（腎臓病の人は医師に相談）。

良質なたんぱく質をとるなら、**卵**や**低脂肪の肉**、**魚**、**納豆**などがおすすめです。それも、**動物性の肉や魚、卵、乳製品**などに、**植物性たんぱく質が豊富な大豆製品**などを組み合わせて食べましょう。たんぱく質はさまざまな種類の**「アミノ酸」***でできていますが、各食品によって含まれるアミノ酸の種類や量が異なります。いろいろな食品を組み合わせて食べると各種のアミノ酸をバランスよくとることができ、栄養的な価値が上がります。

次に、**筋肉を使う運動**も、正しい姿勢や動作を行う筋力を保つためには不可欠です。筋肉を使うと筋線維が傷つきますが、1〜2日間で修復されます。その過程で、運動でかかる負荷に耐えられるように、いっそう強く太い筋肉が合成されるのです。だからといってきつい筋トレは必要ありません。適度な筋トレをするだけでも十分に効果があります。「1分体操」のような軽い運動でも、体を動かす習慣をつければ、**正しい姿勢や動作を保つための筋力を維持**することができます。

＊人体には20種類のアミノ酸があり、うち９種類は体内で合成できない「必須アミノ酸」で、食品から取り入れる必要がある。必須アミノ酸の比率は食品によって異なる。

骨を強く保つにはカルシウム・たんぱく質・マグネシウム・ビタミンDの骨の4大栄養が必要で、乳製品や大豆製品、キノコで補える

背すじを伸ばして正しい姿勢を保つためには、体の土台となる骨の健康も重要です。**骨粗鬆症**《こつそしょうしょう》（骨がもろくなる病気）になると背骨の**圧迫骨折**（椎体《ついたい》骨折）を招き、背中や腰が丸まる原因になります。骨粗鬆症は高齢の女性に多い病気ですが、最近は50代未満の比較的若い人でも、無理なダイエットによる栄養の偏りなどから発症するケースも増えているので注意が必要です。

また近年、骨にはすい臓や肝臓、脳など全身でさまざまな働きをする各種のホルモンを分泌《ぶんぴつ》する働きもあることがわかってきましたが、その中には筋肉を増やすホルモンもあります。骨の質を高め、骨密度（単位面積あたりの骨量）を増やして骨を丈夫にすると、筋肉を維持するためにも役立ちます。

骨を強くする生活習慣で重要なのは**「食事」**と**「運動」**です。まず食事では、次の4つの栄養素がポイントです。

①カルシウム……骨を構成する主要な成分の一つです。ただし、一度にたくさんと

っても一定量以上は吸収されず、とりすぎは腎《じん》結石*1などを招く恐れもあるので、一度に500ミリグラム以上はとらないようにしましょう。

②ビタミンD……小腸からのカルシウムの吸収をよくし、骨の石灰化*2を促す栄養素です。ビタミンDが豊富な食品（サケ、マグロ、サバ、卵黄、キノコ類）を毎日の食事に取り入れましょう。

③たんぱく質……たんぱく質の一種コラーゲンは、カルシウムやマグネシウムなどのミネラルとともに骨を構成する主要な成分です。卵や肉、魚、納豆などのほか、カルシウムとたんぱく質の両方が豊富に含まれる乳製品もおすすめです。

④マグネシウム……骨を保護して折れにくくしたり、カルシウムやビタミンDのバランスを調節したりと、骨の健康には欠かせないミネラルです。マグネシウム豊富なノリやアサリ、サケ、玄米、ホウレンソウ、大豆製品を取り入れましょう。

骨を強化するには運動も必要です。というのは、骨細胞が運動によって骨に伝わる衝撃を感知すると、骨を作る細胞（骨芽《こつが》細胞）が活性化するからです。特に、骨に対して縦方向の適度な衝撃がいいとされています。おすすめの運動は地面に着地するさい骨に適度な衝撃が伝わる**ウォーキング**や**ジョギング**です。外での運動が難しい場合は、**家の中で足踏みをするだけでも、骨に刺激を与える効果があります。**

＊1 尿に含まれるカルシウムなどが過剰になると腎臓で結晶化して石のようになる病気。
＊2 カルシウムがたんぱく質の一種であるコラーゲンに沈着して骨を形成すること。

ふだんの姿勢はあごを引いて首の深部筋「頚長筋」を働かせつつ胸を張り背すじを伸ばすのがよく、同じ姿勢や動作を長く続けないことが大事

ふだん本人が気づかないうちについついやってしまうような姿勢の偏りは、長年続ければ生活習慣病としての「背骨のゆがみ」につながります。

立って静止した状態でいい姿勢を取っても、日常生活でさまざまな動作をするうちに、姿勢は刻々と変わるものです。日ごろのクセが出れば、また悪い姿勢に逆戻りです。いい姿勢を保つには、いい姿勢を保つ習慣をクセづける必要があります。

ポイントは2つです。第1に、骨盤の傾きを意識しながら、首の深部にある「頚《けい》長筋《ちょうきん》」（80ページ参照）を働かせ、胸を張って背すじを伸ばす**「美くび姿勢」**（73ページ参照）をできるだけ心がけること。

第2に、同じ姿勢や動作が一定の時間続いていると気づいたら、そのつどその姿勢や動作をいったん中断し、引っぱりあご引きで「美くび姿勢」を取って深呼吸し、背骨をリセットすることです。およそ30分に1回を目安に姿勢を正し、2～3回深呼吸をする習慣をつけましょう。

「美くび姿勢」を取って背骨をリセット

【引っぱりあご引きをする】後頭部中央の一番出っぱっているところの髪をつまんで引っぱる。またはそこにひもがついていて、水平に後ろへ引っぱられたつもりで頭を起こす。

同じ姿勢や動作が続く

▼

30分たったらいったん中断

▼

背骨をリセット！

深呼吸

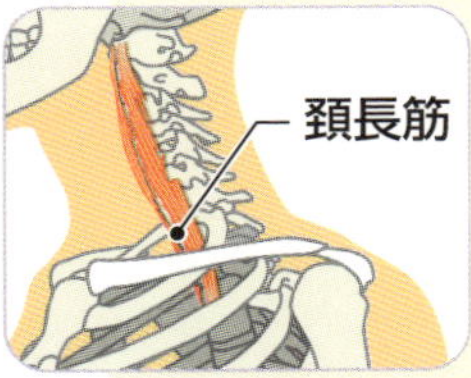

頭を起こしてあごを引くと、頚長筋が働く。

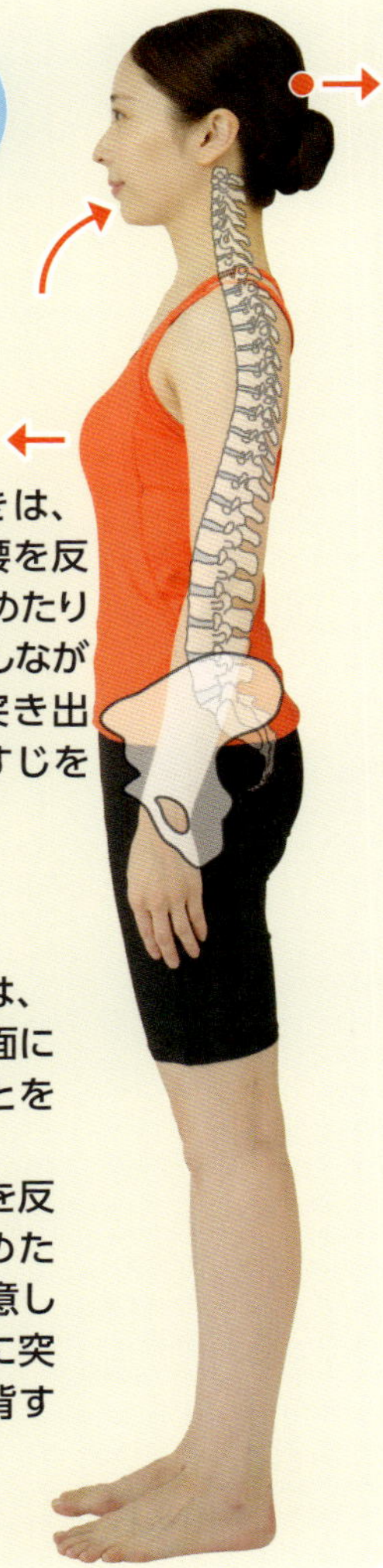

立っているときは、骨盤が傾いて腰を反らしすぎたり丸めたりしないよう注意しながら、胸を前に突き出すつもりで背すじを伸ばす。

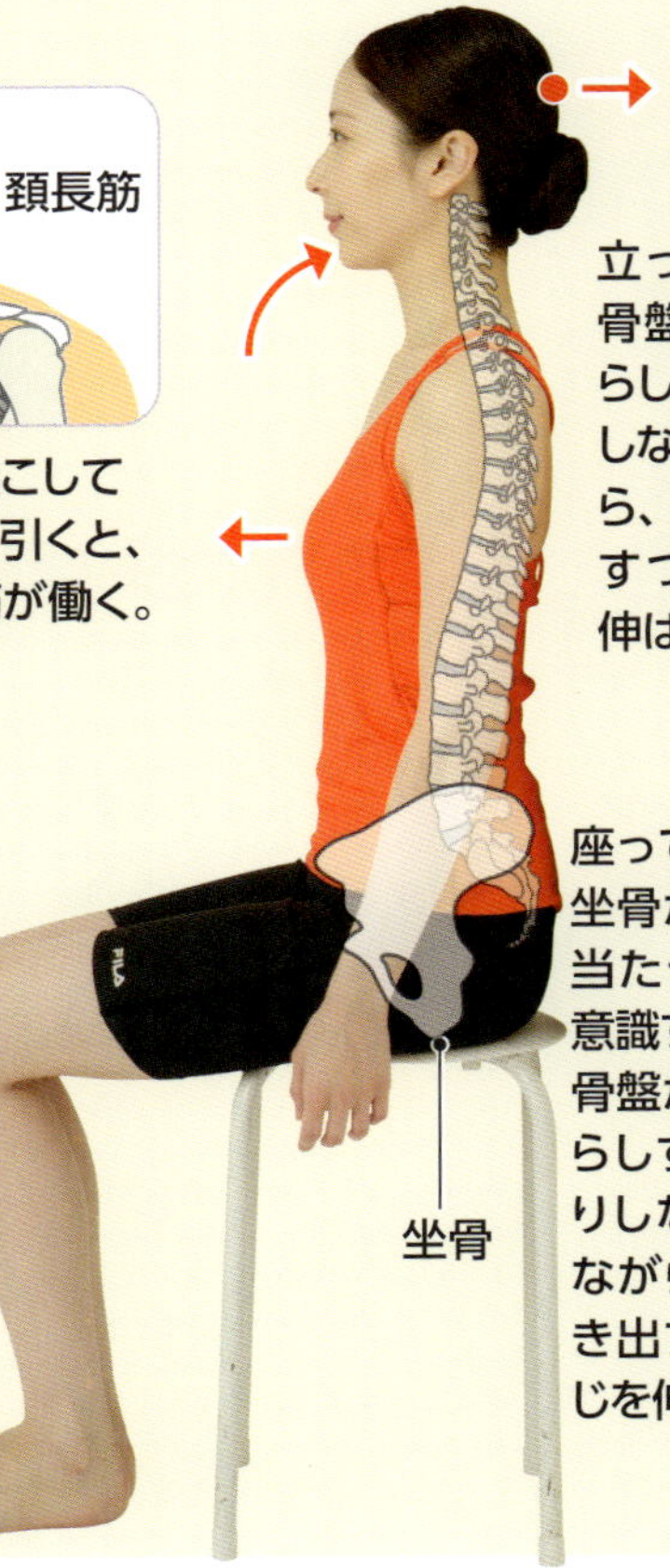

座っているときは、坐骨がイスの座面に当たっていることを意識する。
骨盤が傾いて腰を反らしすぎたり丸めたりしないよう注意しながら、胸を前に突き出すつもりで背すじを伸ばす。

布団やベッドは軟らかい「低反発品」だと寝返りが打てないため背骨のゆがみや腰痛・首痛が多発し、寝返りを打ちやすい硬めの「高反発品」がベスト

「いい寝具（敷布団やマットレス）は何か」といっても、「これだ」とはっきりと答えることは難しいでしょう。寝具のよし悪しは、実際にそれを使った人が評価するしかありません。人は一人一人、身長や体重、体型、年齢、背骨の曲がり具合や安定度など、千差万別です。ある人がいいと思う寝具でも、そのよさを科学的な数値に置き換えて、ほかの人と比較することは困難です。

ただ、寝具には、睡眠によって十分な休息を得るために重要とされる、一般的な条件があります。

まず第一に、**体への負担が少ない寝姿勢を保てる硬さ**です。具体的には、あおむけに寝ても背骨の生理的彎曲《わんきょく》（22ページ参照）が失われない、適度な硬さが望ましいといえるでしょう。低反発のマットレスのように体を軟らかく包み込むタイプの寝具は、体が沈んで背骨のゆがみや腰痛、首の痛みの原因にもなります。逆に硬すぎても圧迫で血流が妨げられたり、骨の当たるところに痛みが生じたりします。

寝具の硬さと寝姿勢

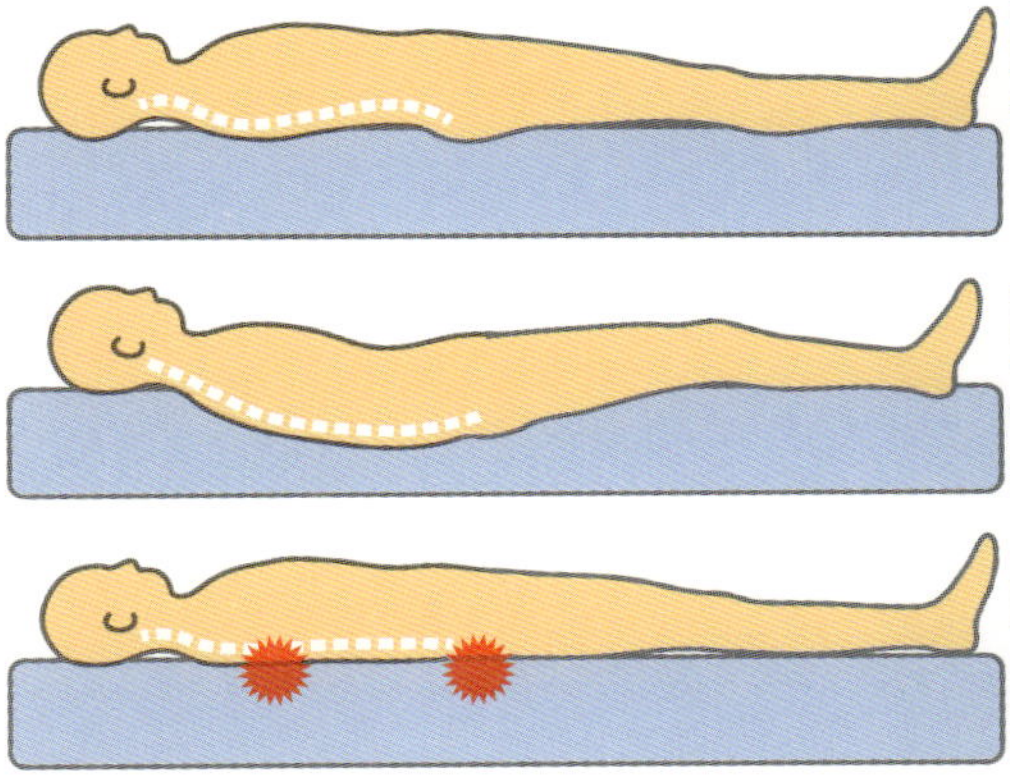

適度な硬さ

背骨の生理的弯曲が保たれる。

柔らかすぎる寝具

体が沈み、背骨のゆがみや腰痛、首の痛みの原因になる。

硬すぎる寝具

圧迫で血流が妨げられる。骨の当たるところに痛みが生じる。

あおむけに寝ると腰が反って痛む人は、ひざの下に枕やクッションなどを入れてひざを少し曲げると、反り腰にならず、腰痛が軽減される。また、横向き寝をすると腰に負担が少ない。

もう一つは、**寝返りを打ちやすい適度な反発力**です。睡眠中に寝返りを打つと、起きている間にこり固まった筋肉などがほぐれて血液やリンパ液がスムーズに流れ、背骨のゆがみが整います。低反発品は体を包み込むような寝心地が得られますが、寝返りを打ちにくいという欠点があります。寝返りという点では、**やや硬めで適度な反発力がある高反発品がベスト**といえるでしょう。ただし、体重の重い人は、一般的な高反発品でも腰が沈みすぎて腰痛を感じることもあります。

つまり、適切な寝具の硬さは、最終的には本人が実際に寝てみて確かめないとわかりません。選ぶさいは、あおむけや横向き、枕を使った場合はどうかなど、いろいろな寝方をしてみて、実際に眠るつもりで試すことが大切です。

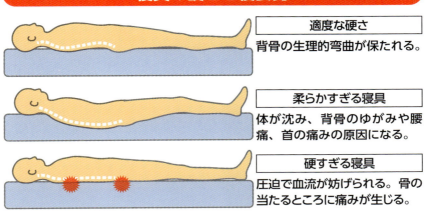

枕は頭だけでなく首をしっかり支える硬めの「高反発品」がよく高すぎると首下がりなど背中の丸まりを悪化させるため、頸椎に沿う低めの枕を選ぶのが肝心

敷布団やマットレスの上にあおむけに寝ると、首から後頭部にかけてすきまができます。頸椎《けいつい》（背骨の首の部分）は背骨の中でも可動性が大きい部位で、特に前後によく曲がるので、後彎《こうわん》（後ろにカーブ）して首こりなどの原因になります。枕の役割は、このすきまを埋めて首と頭を支えることです。枕は頭の下に置くものと思われがちですが、**首から上を支えるもの**と考えたほうがいいでしょう。

枕でまず問題になるのは高さです。あおむけ寝では首から後頭部にかけての数《チ》センのすきまを埋めるのですが、頭の形や体型、背骨の曲がり具合などによって個人差があります。**高すぎる枕は首や背中の丸まりを悪化させ、首下《くびさ》がりを招く恐れ**もあります。そのため高すぎるよりは低めのほうがおすすめですが、低すぎても首が反りすぎて頸椎を傷める原因になります。つまり、枕の高さは一律に何《チ》センがいいとはいえず、あごがほんの少し下がり、**呼吸がらくにできる高さ**を目安に、**首をしっかり支えられる適度な反発力がある高反発品を選ぶ**といいでしょう。

枕の高さと寝姿勢

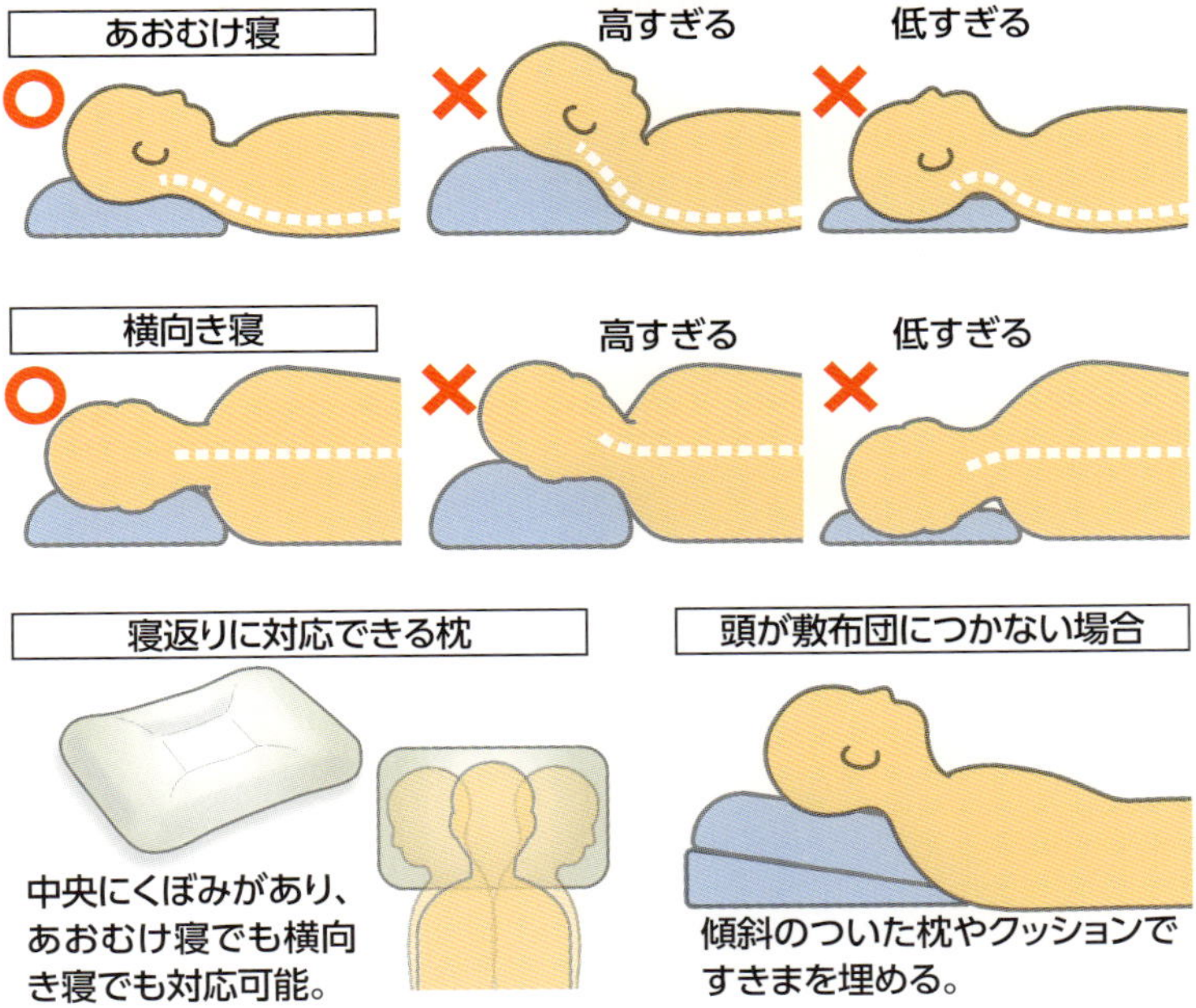
あおむけ寝
高すぎる
低すぎる
横向き寝
高すぎる
低すぎる
寝返りに対応できる枕
中央にくぼみがあり、あおむけ寝でも横向き寝でも対応可能。
頭が敷布団につかない場合
傾斜のついた枕やクッションですきまを埋める。

背中の曲がりが強く、あおむけに寝ると頭が敷布団につかない人は、肩から背中にかけてのすきまを埋めるようにクッションを入れたり、傾斜のついた枕を併用すると、らくに眠ることができます。

一方、**横向き寝**をするときの枕は、首と肩の間のすきまを埋めるためにあおむけ寝のときよりも高さが必要です。**中央が少しくぼんだ形の枕**なら、寝返りしてどちらの寝方になっても首と頭を正しく支えることができるのでおすすめです。寝返りしたときに頭が枕から落ちないように、ある程度の大きさも必要です。

敷布団やマットレスと同様、枕も実際に寝てみて選びましょう。選ぶさいは体の力を抜いて、あおむけや横向きなどいろいろな寝方を試し、苦しいところがないかをよく確かめることが大切です。

女性・モデルさんは要注意！ハイヒールをよくはく人は反り腰とストレートネックを招きやすいため、スニーカーと壁立ちで体幹を整えよ

人前で立つ仕事をする女性は、ハイヒールをはかなければならない場合がありま す。ハイヒールは外反母趾《がいはんぼし》（足の親指が小指側に曲がる病気）の原因にもなります が、ねこ背にもなりやすく、背骨に悪影響が及びます。

ハイヒールをはいて立つと、足は爪先立ちをしているのと同じで前方に重心が移 動します。バランスを取るためには、背面（首の後ろ、背中、腰）からもも裏、ふ くらはぎの筋肉をしっかり緊張させ、頭を後方へ引く必要があります（次ジペー図A）。 ところが、背面やもも裏、ふくらはぎの筋力が弱かったり、長時間ハイヒールを はいて疲れがたまったりすると、そのような姿勢を保てずに背中を後ろに引いて体 のバランスを取るようになります。すると骨盤は後傾しすぎ、背中が丸まる原因に なります（次ジペー図B）。それでも見た目が美しくなるよう胸を張ろうとすれば、**「反り腰」**になりがちです。反り腰は一見いい姿勢に見えますが、骨盤が前傾しすぎて 腰に負担のかかる姿勢です（次ジペー図C）。

ハイヒールは反り腰やストレートネックを招きやすい

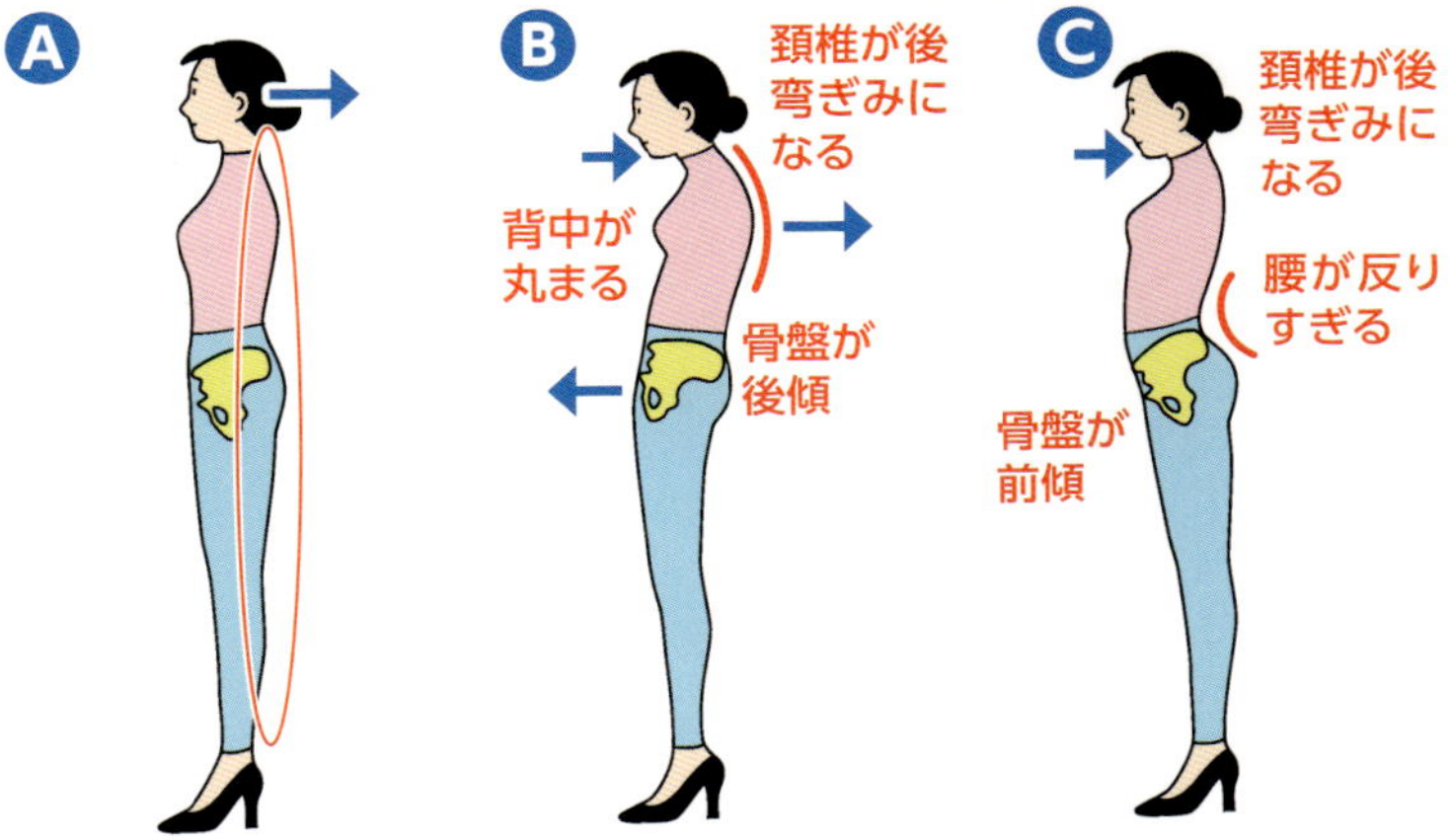
A
B
頸椎が後弯ぎみになる
背中が丸まる
骨盤が後傾
C
頸椎が後弯ぎみになる
腰が反りすぎる
骨盤が前傾

A：ハイヒールをはいていい姿勢で立つには、もも裏や背面の筋肉などを常に緊張させせなければならない。

B：もも裏や背面の筋肉の緊張がゆるむと、バランスを取るため骨盤が後傾し、首が前に出て、頸椎の前弯がくずれる。

C：あごを引いて胸を張ろうとすると腰を反らしすぎた「反り腰」になりやすい。首が前に出て、頸椎の前弯がくずれる。

また、図Bや図Cのような姿勢では、あごを引くことで**頸椎《けいつい》（背骨の首の部分）が後弯《こうわん》（後ろにカーブ）ぎみになります。**これは首や背中、腰にも大きな負担がかかる姿勢で、首の**自然な前弯《ぜんわん》（前にカーブ）が失われてまっすぐになる、いわゆるストレートネック**や、首下がりを招く原因にもなります。

私の患者さんではモデルさんや女優さんなど、ハイヒールをはく機会の多い職業の女性に多く見られます。

靴は、足をしっかり保持できる**スニーカーが一番**です。仕事の都合でどうしてもハイヒールをはかなければならない場合は、ときどき休憩を入れて、ハイヒールを脱いで足裏全体を地面につけて壁を背にして立ち、体幹（胴体）を整えて、姿勢をリセットしましょう。

Q&A

Q スマホを見るときどうしても姿勢が悪くなります。いい方法はないですか？

A スマホを長時間操作していると、手もとの画面に視線が集中するため、背中が丸まり、首が下がった姿勢になりがちです。同じ姿勢を長く続けると、背骨を支える筋肉が疲れ、背骨の曲がりや**首下がり**につながります。ときどき中断して背すじを伸ばし、姿勢をリセットしましょう（130ページ参照）。

10分、15分などと1回に操作する時間の上限を決めておき、タイマーをセットして、悪い姿勢で長時間スマホ操作をしない工夫をするのもおすすめです。

スマホの持ち方も工夫しましょう。画面に合わせてうつむくのではなく、**スマホのほうを顔の前、目の高さに持ち上げる**のです。腕が疲れて下がってしまうのを防ぐには、**スマホを持つほうのひじを、反対側の手で支える**

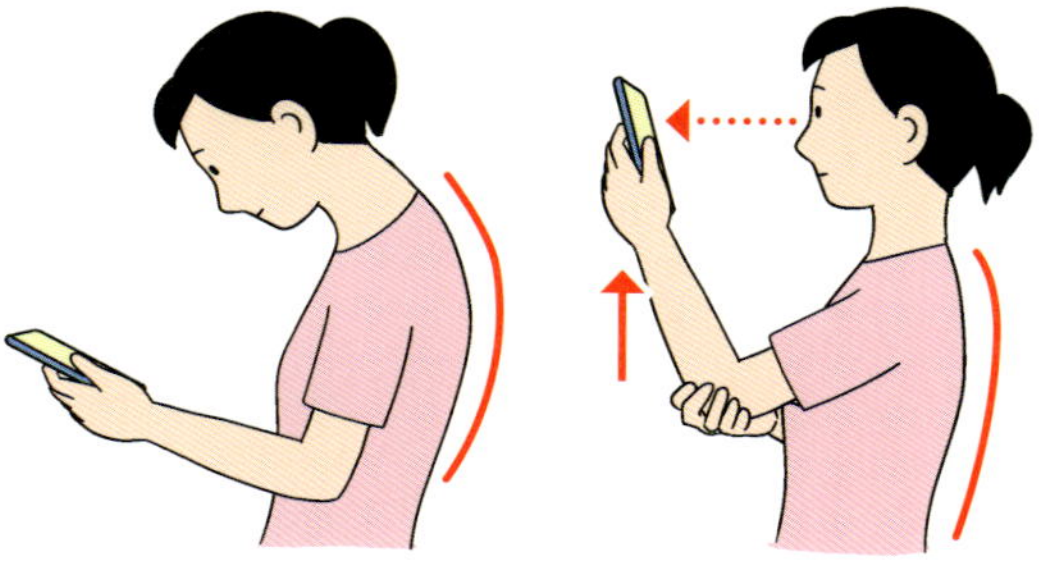

とらくです。

Q 親がねこ背だと、子供にも遺伝しますか？

A 背骨の椎骨《ついこつ》や椎間板《ついかんばん》（椎骨と椎骨をつなぐ軟骨組織）の形、靭帯《じんたい》（骨と骨をつなぐ丈夫な線維組織）の強さ、筋力などは、一部、遺伝の影響を受けることがあります。

それよりも、背骨の曲がりには、**生活習慣**が深くかかわっています。同じ姿勢を長く続ける仕事の影響や運動不足など、後天的な要因の影響が少なくありません。

仮に、骨や筋肉などがもともとねこ背になりやすい性質だったとしても、体を適切に動かし、生涯にわたって生活習慣を見直すことで、**背すじが伸びた良好な姿勢を維持することは十分に可能**と考えられます。

Q ねこ背を矯正するサポーターが市販されていますが、効果がありますか？

A 医療機関では背骨の圧迫骨折（椎体《ついたい》骨折）や腰椎《ようつい》椎間板《ついかんばん》ヘルニア、腰部脊柱管《せきちゅうかん》狭窄症《きょうさく》、腰椎すべり症、脊柱変形などで背骨が不安定な場合や痛みが強い場合、あるいは脊椎《せきつい》（背骨）の手術後などに、体幹（胴体）を安定させる治療目的で装具（コルセット）を用いることがあります。

ねこ背を矯正する市販のサポーターは、幅広のゴムなどをたすき掛けして、両肩を後方に引いて胸椎《きょうつい》（背骨の背中の部分）の曲がりを正すことで背すじを伸ばす効果をねらったタイプが多いようです。装着時は背すじが伸びる一定の効果があると思われます。

ただし、姿勢を保つ筋肉が鍛えられるわけではないので、外した後にはすぐにもとに戻ることも考えられます。また、コルセットなども長期間漫然と使いつづければ、かえって背骨を支える筋肉が衰える恐れもあります。

肩こりや背中の痛みが軽減するなら一時的に使用するのはいいですが、**丸まった背中を根本から正すには、運動療法で筋肉を活性化し、背骨の並びを整えて、体の使い方を改善するほうが確実**でしょう。

Q うつぶせ寝は背骨によくないですか？

A

背中の丸まりが強いと、あおむけ寝よりも横向き寝やうつぶせ寝のほうがらくに感じられるかもしれません。**おなかを完全に下につける腹臥位《ふくがい》**のほか、**横向き寝でおなかや胸をやや下に向ける寝方（半腹臥位《はんふくがい》）**なども広い意味でうつぶせ寝といっていいでしょう。

うつぶせ寝が背中や腰に悪影響を与えることはあまりないと考えられますが、完全にうつぶせになる腹臥位は、顔がほぼ真横に向くため、**首が大きく回旋《かいせん》（左右にひねる）したまま眠ることになり、頸椎にはあまりよくない寝姿勢**といえます。

うつぶせ寝をしたい場合は、相対的に首をひねる角度がゆるめになる半腹臥位にして、**抱き枕**を使ったり、らくに寝られるように枕の高さや柔らかさを調節したりして、頸椎が回旋しすぎない寝姿勢を保つのがいいでしょう。

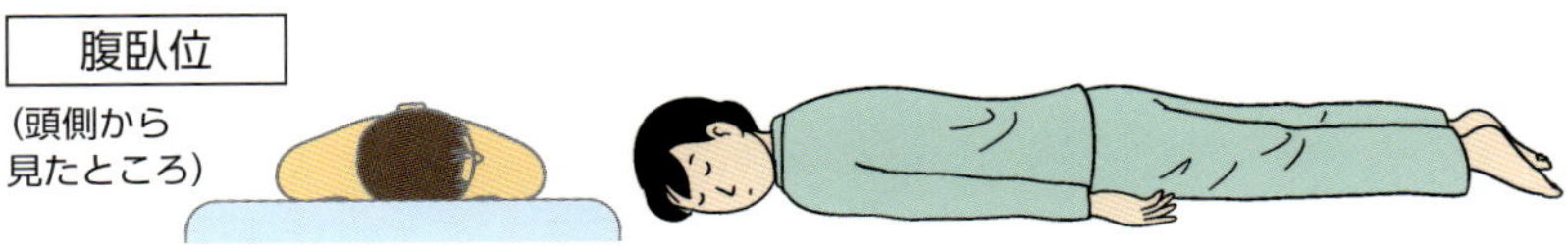
腹臥位
(頭側から
見たところ)

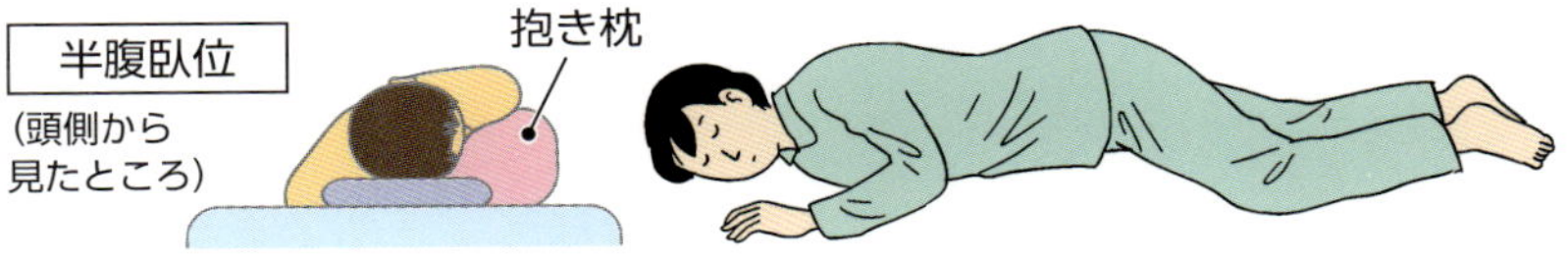
半腹臥位
抱き枕
(頭側から
見たところ)

おわりに

丸まった背中、曲がった腰、うつむいた首……。

こうした**背骨のゆがみは二足歩行の人間の宿命**なのかもしれません。

いうまでもなく、**背骨は体のかなめ**、そして、**姿勢は若さの源泉**です。

姿勢が悪くなって背骨がゆがんでくると、痛み・しびれ・重だるさなどの不快症状が慢性化・難治化しやすくなるだけでなく、体を思うように動かせなくなってきて、歩きもおぼつかなくなり、内臓が圧迫され、食事をうまく飲み込めない、呼吸も苦しくなる、消化も便通も悪くなるなど、全身にさまざまな弊害をもたらします。

だからこそ、**放置は禁物**です。

背骨はもともと丸まりやすいため、ほうっておくとどんどん曲がり、衰えに任せて動かさなくなれば背骨の動きはどんどん硬くなってきます。

歯止めをかけなければいけません。それは、**早ければ早いほどいい**のです。

そのための最善の方法が、本書で紹介した**「おなかのばし」と「背骨起こし」を中心とした1分体操**です。

あきらめていた方も、ぜひお試しください。

最初のうちは、**背骨の関節を一つ一つほぐすように、じわじわゆっくり動かしていきます。**硬くなっていた背骨が**しだいにほぐれてくる**のが実感できるでしょう。

そのあとは、**動きを少しずつ大きく**していき、丸まるのがクセになっていた背骨の形状を、おなかのばしと背骨起こしで正していけばいいのです。

背骨は自分で伸ばせる。

私の専門の一つである運動器のアンチエイジング（抗加齢）分野では、運動療法や各種栄養素（ビタミン、アミノ酸、たんぱく質など）によるアプローチで、背骨・関節・筋肉・神経などの健康寿命を延ばせることが、科学的に証明されています。

まずはそのことを知り、ご自身の背骨の形状や動きを日々意識することが重要です。

大事なことなので、ぜひご家族やお仲間にも伝えてあげてください。

そして、みなさんでご一緒に、

これからの人生を、**凛《りん》とした若々しい姿勢で、明るく元気に楽しくはつらつと過ごしてほしい**と願っています。

石井　賢

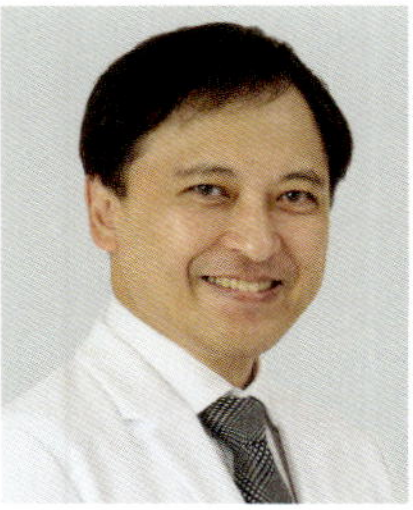

著者

石井　賢（いしい けん）

慶應義塾大学医学部整形外科前特任教授
国際医療福祉大学医学部整形外科初代主任教授

1993年慶應義塾大学医学部卒業、同大学整形外科入局、2000年米国ジョージタウン大学メディカルセンター、2002年米国ハーバード大学附属マサチューセッツ総合病院、2004年慶應義塾大学整形外科助手、2009年専任講師、2015年脊椎脊髄班チーフ、2017年国際医療福祉大学医学部整形外科学初代主任教授、同大学三田病院整形外科部長・脊椎脊髄センター長、慶應義塾大学医学部特任教授、2018年三田病院副院長（兼務）、2020年同大学成田病院整形外科部長・脊椎脊髄センター長（兼務）、2021年成田病院副院長（兼務）、2023年慶應義塾大学医学部整形外科特任教授、New Spine クリニック東京総院長。最小侵襲脊椎治療（MIST）学会前理事長、日本整形外科学会前代議員、日本脊椎脊髄病学会評議員、首下がり研究会幹事、日本低侵襲脊椎外科学会幹事、日本側弯症学会評議員、日本抗加齢医学会評議員、日本腰痛学会評議員、日本脊髄障害医学会評議員、国際学会ボードメンバー他。日本専門医機構整形外科専門医、日本整形外科学会脊椎脊髄病医・脊椎内視鏡下手術技術認定医・リウマチ専門医、日本脊椎脊髄病学会脊椎脊髄外科指導医、臨床修練指導医、難病指定医。首こり、腰痛、頚椎症、ヘルニア、腰椎すべり症、難治性疾患（首下がり症候群、靱帯骨化症、脊柱変形、脊椎脊髄腫瘍、脊椎術後後遺症など）をはじめとする脊椎疾患全般を専門とし、6000症例を超える豊富な手術経験を持つ。脊椎最小侵襲・内視鏡手術の本邦における第一人者。特に腰椎変性すべり症と首下がり症候群では、国内外から多くの患者が訪れる。NHK「きょうの健康」「おはよう日本」「名医にQ」などへのテレビ出演や、ラジオ番組、新聞、雑誌など各種メディアに多数出演。専門医向けの著書、共著書多数。

丸まった背中 曲がった腰・うつむいた首
何歳からでも自分で伸ばせる！名医が教える
最新１分体操大全

2024年12月10日　第1刷発行
2025年7月7日　第8刷発行

著　　者　石井　賢
運動指導　浦田龍之介（理学療法士）
編 集 人　飯塚晃敏
編　　集　わかさ出版
編集協力　酒井祐次　瀧原淳子（マナ・コムレード）
装　　丁　下村成子
イラスト　前田達彦　マナ・コムレード
撮　　影　小野正博（fort）
モ デ ル　Alisa
発 行 人　山本周嗣
発 行 所　株式会社文響社
ホームページ　https://bunkyosha.com
メール　info@bunkyosha.com
印刷・製本　中央精版印刷株式会社

ISBN978-4-86651-861-9